Kürzlich meinte ein Bekannter, er hätte mit Hilfe von Allen Carrs Buch «Endlich Nichtraucher» mit dem Rauchen aufgehört. «Großartig», sagte ich. «Ja», sagte mein Bekannter. Dann fummelte er eine Packung aus der Jackentasche, öffnete sie, indem er eine Ecke abriss, zog eine Zigarette heraus, zündete sie an und inhalierte.

«Okay», sagte ich, leicht verunsichert. «Ich habe dann doch wieder angefangen», kommentierte er und ließ Rauchsäulen aus seinen Nasenlöchern aufsteigen.

Nichts gegen Allen Carr. Ich finde sein Buch sehr gut. Tatsächlich finde ich es so gut, dass ich beschlossen habe, selbst einen noch brauchbareren Ratgeber zum Thema Sucht zu schreiben. Ich weiß, das klingt anmaßend. Schon okay, Aufregung mobilisiert die Lebensgeister. Wer sich mit Sucht auseinandersetzen will, kann Krawall ganz gut gebrauchen. Ich beziehe mich zwar auf Allen Carr, werde aber eine viel wirkungsvollere Methodik zum Lassen von dieser Sucht bieten. Weil ich dies für sehr wichtig halte in einer Kultur, die es sich offenbar zum Ziel gesetzt hat, uns nach allem Möglichen süchtig zu machen. Rauchen ist nur eine von vielen Möglichkeiten, mit einer durch Sucht eingeschränkten persönlichen Freiheit zu leben. Und Unfreiheit finde ich überflüssig, wenn nicht furchtbar, ganz sicher aber bekämpfenswert.

Otmar Jenner ist Journalist, Schriftsteller und geistiger Heiler. Er gibt Einzelbehandlungen und hält Seminare. Bei Rowohlt veröffentlichte er den Titel «Spirituelle Medizin. Heilen mit der Kraft des Geistes».
Otmar Jenner lebt und arbeitet in Berlin.

OTMAR JENNER

NICHTRAUCHER NOW!

Mit der Kraft des Geistes jede Sucht überwinden

Rowohlt Taschenbuch Verlag

Originalausgabe
Veröffentlicht im Rowohlt Taschenbuch Verlag,
Reinbek bei Hamburg, Januar 2015
Copyright © 2015 by Rowohlt Verlag GmbH,
Reinbek bei Hamburg
Lektorat Bernd Jost
Umschlaggestaltung ZERO Werbeagentur, München
Umschlagabbildung © FinePic, München
Satz DTL Documenta ST, InDesign,
bei Pinkuin Satz und Datentechnik, Berlin
Druck und Bindung CPI books GmbH, Leck, Germany
ISBN 978 3 499 62120 8

Für L & E

Inhalt

Zu Beginn

Kürzlich meinte ein Bekannter, er hätte mit Hilfe von Allen Carrs Buch «Endlich Nichtraucher» mit dem Rauchen aufgehört.

«Großartig», sagte ich.

«Ja», sagte mein Bekannter.

Dann fummelte er eine Packung aus der Jackentasche, öffnete sie, indem er eine Ecke abriss, zog eine Zigarette heraus, zündete sie an und inhalierte.

«Okay», sagte ich, leicht verunsichert.

«Ich habe dann doch wieder angefangen», kommentierte er und ließ Rauchsäulen aus seinen Nasenlöchern aufsteigen.

Nichts gegen Ratgeber zur Suchtbekämpfung. Aus diesen Zeilen spricht deutlich auch einer. Wunderbar, wenn aus fröhlichen Rauchern, denen im Zuge ihrer Abhängigkeit der Humor vergeht, fröhliche Nichtraucher werden, wie es Alexander von Schönburg beschreibt. Und nichts gegen Allen Carr. Ich bin sicher, Zehntausende Menschen haben mit seinem Buch ihre Nikotinsucht überwunden.

«Endlich Nichtraucher» liegt hier auf meinem Schreibtisch während ich diese Zeilen schreibe. Direkt daneben auch «Für immer Nichtraucher!», ein 600-Seiten-Wälzer für alle diejenigen, denen das Thema mit 187 Seiten zu knapp abgehandelt erscheint. Und die auf 128 Seiten «abgespeckte» Version des erstgenannten Klassikers ist, per Internet bestellt, auch schon auf dem Weg zu mir, um das Triptychon der drei Werke abzurunden.

Natürlich hat Allen Carr noch weitere Bücher geschrieben. Zum Beispiel «Endlich Nichtraucher – für Frauen» oder «Endlich Nichtraucher für Lesemuffel» um, so denke ich es mir jedenfalls, die gesamte Palette abzudecken. Das ist sehr löblich, denn auf diese Weise kann Carr kein Raucher, keine Raucherin entkommen.

Das ist ja auch seine erklärte Absicht. «Ich werde die Raucher dieser Welt heilen», schreibt er in seiner Einführung zur Klassiker-Version.

Umso trauriger ist, dass Carr vor einiger Zeit selbst an Lungenkrebs gestorben ist.

Dass mein Bekannter mit seinem Buch aufgehört und dann aber wieder angefangen hat, hätte ihm vermutlich nicht so gut gefallen.

Das Gleiche gilt auch für einen mir sehr nahestehenden Menschen. Hat ebenfalls das Buch gelesen, mit dem Rauchen aufgehört, nach einigen Monaten aber wieder damit angefangen.

Nichts gegen Allen Carr – wie schon gesagt. Er war einer der lautstärksten Bekämpfer giftiger Inhalationsschwaden. Und ich finde auch sein Buch – bestimmt hat es so vielen Menschen geholfen, wie er darin behauptet – sehr gut.

Es ist sicherlich zu Recht weltweit ein Bestseller. Tatsächlich finde ich es so gut, dass ich beschlossen habe, selbst einen brauchbareren Ratgeber zum Thema Sucht zu schreiben. Ich weiß, das klingt wie eine Mischung aus Frechheit, Anmaßung, Selbstüberschätzung, und den Pesthauch des Plagiats könnte man jetzt auch wittern wollen.

Schon okay, Aufregung mobilisiert die Lebensgeister. Wer sich mit Sucht auseinandersetzen will, kann etwas Krawall ganz gut gebrauchen. Doch von Ab-, Nach- oder auch Neuschreiben eines Carr-Werkes kann hier natürlich nicht die Rede sein.

Denn ich beziehe mich zwar auf Allen Carr, weil er nun mal das verbreitetste Buch zum Abschwören von Nikotin verfasst hat, werde aber eine viel wirkungsvollere Methodik zum Lassen von dieser Sucht bieten. Weil ich dies für sehr wichtig halte in einer Kultur, die es sich offenbar zum Ziel gesetzt hat, ihre Mitglieder, also uns, nämlich Sie, liebe Leserin, lieber Leser, und mich, nach allem Möglichen süchtig zu machen. Und weil man diesen wichtigen Gedanken gar nicht laut genug in die Welt hinaustrompeten kann, genau deshalb erhebe ich meine Stimme an dieser Stelle auch so laut und deutlich und streitbar wie möglich. Denn Rauchen ist nur eine von vielen Möglichkeiten, süchtig zu sein, also mit einer durch Sucht eingeschränkten persönlichen Freiheit zu leben. Und Unfreiheit – wie auch immer diese sich zeigt, nicht selten auch in scheinbar befreit anmutenden Inszenierungen der Selbstsabotage, Selbstdemontage und Selbstaufgabe finde ich überflüssig, wenn nicht furchtbar, ganz sicher aber bekämpfenswert.

Ja, Freiheit, so meine ich, ist ein hohes, wenn nicht das höchste Gut individuellen Daseins, inklusive der Zeit, die eigene Freiheit zu entfalten. Krankheit schränkt diese persönliche Freiheit ein. Und Sucht. Also die krankhafte Neigung zu krank machendem Verhalten. Kein Wunder, dass das Wort Sucht von Siechtum kommt.

Deshalb konnte ich selbst auch nie richtig süchtig werden. Das wäre mir ganz einfach zu blöd gewesen.

Halt, lieber Autor! Sprichst du hier auch wirklich die Wahrheit? Ja – fast.

Was diese Beinahe-Wahrheit bedeutet, werde ich sehr genau erklären, denn ich schreibe «Nichtraucher now!» aus persönlicher Kenntnis. Ich weiß, wovon ich rede, wenn ich von Suchtüberwindung rede, deshalb spreche ich auch so deutlich davon.

«Nichtraucher now!» befasst sich zwar bevorzugt mit dem Rauchen als wohl verbreitetster Sucht, ist aber auch als Leitfaden für den Ausstieg aus anderen Süchten angelegt.

In aller Klarheit kann ich sagen, durch die Lektüre dieses Buches werden Sie, liebe Leserin, lieber Leser, in die Lage versetzt, mit dem Rauchen aufzuhören – und/oder andere Süchte aufzugeben. Und zwar für immer.

Für immer – wie klingt das in Ihren Ohren?

Vielleicht trauen Sie sich etwas so Absolutes nicht zu.

Vielleicht denken Sie, dass Ihnen zum endgültigen Entsagen der Sucht die Kraft fehlt. Abwarten.

Meine Prognose ist eine andere: Ich glaube, mit diesem Buch werden viele Leserinnen und Leser tatsächlich schaffen, ihre Lust auf den blauen Dunst für immer zu überwinden. Sie werden es tatsächlich schaffen, Suchtverhalten abzulegen. Es wird ihnen gelingen, clean oder trocken zu werden. Und sie werden eine unbändige Freude daran haben, dies geschafft zu haben. Voller Freude werden sie davon erzählen, ja, davon schwärmen

- weil der Prozess der Überwindung alles andere als langweilig war;
- weil sie sich im Prozess der Suchtüberwindung selbst näher gekommen sind;
- weil das lehrreich war;
- weil das manchmal auch zum Lachen war und ist
- und weil das Freude gemacht hat und erfreulich bleibt
- und weil es noch weitere gute Gründe dafür gibt, über die wir aber später reden. Wieso ich da so sicher bin?

Über den Autor

Erstens war ich selbst Raucher und habe mit der nachfolgend beschriebenen Methode mit dem Rauchen aufgehört. Zweitens haben es mit meiner Hilfe auf diese Weise auch andere geschafft, und zwar, nach eigenem Bekunden, anstrengungslos und ohne rückfällig zu werden. Und drittens kenne ich mich mit dem Thema Sucht auf eine besondere Weise aus, denn ich arbeite als Mentaltrainer und geistiger Heiler in einem Berliner Ärztehaus. Als Heiler und Trainer habe ich täglich mit massiven Problemen anderer Menschen zu tun. Viele kommen mit angeblich austherapierten Krankheiten zu mir – körperlichen wie seelischen. Und viele kommen mit Suchtproblemen zu mir. Zum Beispiel dem Problem, ihre Kokainabhängigkeit zu überwinden, einen maßlos gewordenen Alkoholkonsum einzuschränken, ihre Heroinsucht hinter sich zu lassen. Oder auf Zigaretten zu verzichten. Weil sie befürchten, dadurch krank zu werden, womöglich lebensbedrohlich krank.

Daher wollen sie es unbedingt lassen.

Aber bisher ist ihnen das noch nicht gelungen.

«Ich habe es versucht», sagen sie meistens. «Aber es hat nicht funktioniert.» Ob ich helfen kann?

Stilvolle Schwaden und andere Verheißungen des blauen Dunstes

Bevor wir mit dem Abgewöhnen anfangen, lassen Sie uns zunächst über das Rauchen reden. Es sieht natürlich phantastisch aus. Vor allem in den alten Schwarzweißfilmen. «Casablanca» ohne Humphrey Bogart mit Zigarette in der Hand, lässig am Piano – undenkbar. «Spiel's noch einmal, Sam» – so was kann man einfach nicht überzeugend sagen, behaupten manche Menschen, ohne Cocktail und Kippe. Und Gandalf im «Herrn der Ringe», wenn's mal gemütlich wird, was tut er da? Er raucht. Ja, aber Pfeife, werden jetzt vielleicht einige Leser einwenden.

Ja, die schamanischen Wurzeln des Qualmens. Wenn Leute Pfeife rauchen sind sie nicht zu übersehen. Man denkt an Friedenspfeifen, alte Indianer-Streifen und Karl May.

Vielleicht gibt es den einen oder anderen, mit dem man eine Friedenspfeife rauchen wollte oder sollte.

Oder Zigarren. Verglimmende Statussymbole. Die meisten Zigarrenraucher sehen zwar superdämlich damit aus, doch einigen wenigen steht so ein Phallussymbol im Mund. Das ist allerdings auch genau der Grund, warum mir zuletzt eingefallen wäre, Zigarre zu rauchen, obwohl Pfeifentabak sehr gut riechen und womöglich auch schmecken kann, wäre Pfeife rauchen auch gar nicht gegangen, weil ich ein angenagtes Mundstück im Mund unästhetisch finde.

Dagegen sind Zigaretten wiederum ästhetisch. Es ist allein

schon schön, wie die Glut aufleuchtet, wenn man daran zieht, obwohl Zigarettenrauch eigentlich weder gut riecht noch schmeckt im Vergleich zu Pfeifentabak – nach Meinung nicht weniger Raucher.

Es gibt Menschen mit einer Affinität zu Rauch, und ich bin (oder vielmehr war) einer von ihnen. In meiner frühen Jugend habe ich im Winter gern den Kopf aus dem Dachfenster meines Kinderzimmers gestreckt, weil da immer die Rauchschwaden vorbeizogen, als meine Eltern noch mit Kohle heizten. Einmal hat mich meine Mutter dabei entdeckt und mit großer Bestürzung den späteren Raucher beklagt.

Eine Bemerkung von seherischem Format.

Der erste Zug an der Zigarette, aufgeregt gepafft, war ganz schön, aber nicht von erhebender Qualität. Daher liegen Jahre zwischen diesem Moment und dem Augenblick, als zum ersten Mal nikotingetränkter Rauch in meine Lungen walzte, mit neugieriger Macht inhaliert und ein bisher unbekanntes Glücksgefühl hervorrufend, ähnlich verblüffend wie die erste Ejakulation und die damit verbundenen körperlichen Sensationen, auf die ich ebenfalls vergleichsweise zeitverzögert stieß.

In jenen Jahren fand ich, dass Rauch köstlich schmeckt und die morgendliche Zigarette besser als jedes Frühstück danach. Ich fand auch, dass verrauchte Küsse romantisch sind und viel besser schmecken als Nichtraucherküsse. Und den Rauchgeruch in meiner Kleidung fand ich auch weniger unangenehm als meine Mutter, die darüber die Nase rümpfte. Ich liebte es, mit der Zigarette in der Hand auf Partys herumzustehen, und ich habe es sogar geschafft, als Saxophonist bei Konzerten auf der Bühne zu rauchen, die Kippe in eine Klappe geklemmt, wenn ich blies, und schnell inhalierend in einer Spielpause.

Und ich fand all das toll.

Nicht zuletzt manchmal auch in Verbindung mit Alkohol. Der Rausch verleiht einem scheinbar Flügel. Leicht angetrunken lässt sich über vieles leichter reden. Flirten geht auch viel einfacher. Die nächste Zigarette wird schon abwechselnd geraucht. Weitere Drogen schmiegen sich auch wie samtige Versprechen in die Kuschelecken der Anbahnungsaktivitäten. Noch ist man ja nicht drauf, der sensorische Horizont erscheint erweitert. Alles wirkt irgendwie spielerisch. Das eigene Leben erscheint als The Great Game.

Wie soll man da widerstehen?

Widerstand bis heute

Das finden wir jetzt aber nicht so toll, höre ich Sie, liebe Leserin, lieber Leser, jetzt sagen. Soll dieses Buch des Autors Otmar Jenner nicht eine Anleitung zum Nichtrauchen sein? Klingt aber eher wie das Hohelied des Nikotinkonsums und anderer Drogen.

Geduld, bitte! Ich möchte Ihnen nichts vormachen. Die Wahrheit ist, ich war ein begeisterter Raucher, bevor ich ein weniger begeisterter wurde, dann ein leicht gequälter Süchtiger, dem seine Sucht auf die Nerven ging, um mir schließlich in höchstem Maße zuwider zu werden. Und dann habe ich das Rauchen gelassen. Bis heute. Und ich habe auch keinerlei Neigung, wieder damit anzufangen.

Das bezeichne ich als «für immer überwunden».

Und wie dieses «für immer» zu erreichen ist, genau davon handelt dieses Buch.

Um überhaupt davon reden zu können, meine ich, muss man erst mal klarstellen, worüber man redet.

Ätzender Qualm und was man sich damit reinzieht

Bei Indianern galt Tabak als Geschenk der Götter und beim Verglimmen von Tabak entstehender Rauch als heilig. Inhaliert verleihe er Kriegern Kraft. Das glaubten auch die Entdecker der Neuen Welt, die das Kraut mit nach Europa nahmen und als Wunderheilmittel priesen. So soll es der Leibarzt des deutschen Kaisers 1685 mit den Worten gelobt haben: «Nichts ist dem Leben und der Gesundheit so nötig und dienlich als der Rauch des Tabaks.»

Diese medizinische Expertenmeinung ist als überholt anzusehen.

Die gesamte Oberfläche der menschlichen Lunge, also jene Fläche, die zuständig ist für die Aufnahme von Sauerstoff, entspricht etwa der Fläche von 21 Fußballfeldern. Stellen Sie sich jetzt bitte bildlich vor, wie riesig diese Fläche ist. Man könnte ein Dorf darauf bauen. Oder Hochhäuser für wahrscheinlich mehr als tausend Menschen.

Doch in Ihrer Vorstellung lassen Sie die Fläche bitte unbebaut. Sagen wir, da wächst Rasen, saftiger, grüner und sehr gepflegter Rasen, wie tatsächlich auf Fußballfeldern zu finden. Der Rasen atmet, wie auch die menschliche Lunge atmet. Frei. Weit.

Aber dann kommen einige Leute und beginnen damit, Teer

auf den Rasen zu kippen. Dieses klebrige, zähe, schwarze Zeugs. Damit werden Teile des Rasens zugeschüttet. Mehr oder weniger große Areale. Kommt darauf an.

Worauf? Klar, dies ist als Analogie zu den negativen Auswirkungen des Rauchens zu sehen. Und ganz logisch kommt es daher auf die Menge der täglich gerauchten Zigaretten an.

Doch damit ist die Analogie der 21 Fußballfelder zu der menschlichen Lunge in Verbindung mit dem Rauchen noch nicht zu Ende.

Denn nachdem die Leute mit dem Teer gekommen sind und weite Stellen des Rasens damit zugekleistert haben, passiert kurze Zeit darauf noch etwas. Einige Güllelaster kommen angefahren und beginnen damit, den Rasen weitläufig mit Gülle zu besprühen. Und es fängt an zu stinken.

Schlimmer als nach Pferdemist. Heftiger als nach Kuhdung. Ekelhaft wie Hundekot.

Tatsächlich stinkt es nach Menschenfresserscheiße.

Denn bei starken Rauchern (je nach Konstitution etwa ab einer Packung Zigaretten täglich) wird nicht nur jede Menge Teer in die Lungen gesogen, was die Lungenbläschen verkleistert und die Atemfunktion einschränkt, es werden auch Verwesungsprozesse in der Lunge ausgelöst.

Das ist eine ziemliche Scheiße. Das stinkt wie Scheiße.

Und deshalb riechen Raucher auch genau so.

Sie stinken nach Scheiße, wenn sie den Mund aufmachen.

Ihr Scheißegestank ist manchmal so ekelhaft, dass man es kaum glauben kann und sich umblickt, ob womöglich ein Hundehaufen in der Nähe ist oder jemand was von draußen hereingetragen hat, wenn es plötzlich in der eigenen Wohnung so stinkt.

Ich habe das vor vielen Jahren selbst erlebt. Ich fuhr mit einer Jugendfreundin im Auto. Sie erzählte mir etwas. Ich hörte ihr angeregt zu. Bis mir ein durchdringender, süßlich schwerer Geruch auffiel.

Ich drehte das Fenster herunter und ließ sie weiterreden. Das linderte meine Not, behob das Problem aber nicht. Also hielt ich schließlich an, was mir sehr peinlich war, und bat:

«Können wir bitte mal aussteigen. Einer von uns muss in was reingetreten sein. Es stinkt hier so furchtbar nach Hundehaufen.»

Ich habe das tatsächlich so direkt gesagt, obwohl ich immer noch etwas in sie verliebt war. Sie zog jedenfalls ein verwundertes Gesicht. Der Anlass dafür wurde mir bald deutlich, denn es fand sich unter unseren Schuhen natürlich nichts. Der Boden im Wagen war auch sauber. Und die Freundin blickte mich mitleidig an, weil sie mein Verhalten mehr als seltsam fand.

Schließlich fuhren wir weiter. Sie machte sich über meine Nase lustig und sagte, sie rieche nichts. Aber der alte Gestank fuhr mir mit neuerlicher Macht umso mehr ins Riechorgan.

Erst dann erkannte ich den Grund dafür. Das kann nicht gesund sein.

Damals, das muss ich heute nicht minder beschämt zugeben, traute ich mich nicht, ihr das zu sagen.

Stattdessen fuhr ich sie nur schnell nach Hause.

Die zwei Seiten der Medaille,
auf der Rauchen steht

Um es kurz zu machen: An dieser Stelle auf die Zigaretten-industrie zu schimpfen finde ich genauso dämlich wie das gleichermaßen weitverbreitete Anklagelied gegen die Phar-maindustrie. Das heißt nicht, dass es für das eine wie für das andere keine Berechtigung gibt, doch sich damit zu beschäfti-gen, möchte ich lieber anderen überlassen, denn es bringt Sie, liebe Leserin, und Sie, lieber Leser, meiner Meinung nach an dieser Stelle nicht weiter.

Tatsächlich ist es hilfreich, eine andere als eine Anklagehal-tung einzunehmen.

Nach dem vorigen Kapitel könnte man meinen, ich hätte eine eindeutige Haltung zur Frage: Wie schädlich ist Rauchen?
Daher gebe ich Folgendes zu bedenken:
Unsere Welt bevölkern immer mehr Hundertjährige. Nicht wenige von ihnen rauchen. Eine 106-jährige Amerika-nerin raucht nach eigenem Bekunden seit 60 Jahren.
Sehr viele Nichtraucher sterben vorm Erreichen des 60. Lebensjahres.
Die 106-jährige Dame, die in einer Fernsehdokumentation über ihr Leben erzählte, war über viele Jahrzehnte eine starke Raucherin.
Das Rauchen hat ihr offenbar nicht geschadet. Und sie ist nicht die Einzige mit einer derartig positiven Raucherbio-graphie.
Es ist mir ein Rätsel, warum noch kein Werbefilmer eine Gruppe von Rauchern jenseits der hundert vor der Kamera

versammelt hat. Sie müssten nichts weiter tun als einfach dasitzen, rauchen und über ihr Leben erzählen. Eine bessere Werbung gäbe es nicht.

Das ist die andere Seite der Wahrheit. Also die Rückseite der Medaille, auf deren Vorderseite Raucherlunge, Lungenkrebs, Rauchen als eine der häufigsten Todesursachen weltweit steht. Das Bild mit den vergüllten Fußballfeldern gehört zu dieser Vorderseite.

Und es ist wahr.

Doch ebenso wahr ist die Rückseite: fröhliche Hundertjährige, die seit Jahrzehnten rauchen und denen es damit prächtig geht.

«Da bin ich aber nun erst recht verwirrt», könnten Sie nun mit Recht bemerken. Ist Rauchen, wie ja vielfach behauptet wird, nun schädlich? Oder nicht?

Statistiken sprechen ziemlich sicher dafür. Aber Statistiken müssen ausgewertet und gedeutet werden. Und auch dabei sind Unregelmäßigkeiten und Ungereimtheiten zu erkennen, die deren scheinbare Eindeutigkeit weniger eindeutig erscheinen lassen. Außerdem: Was sagen Statistiken über das Schicksal eines Menschen und seine individuelle Beziehung zum Rauchen?

Nichts.

Doch genau um diese Fragen geht es: Was machen Rauchen und Nikotinsucht mit einem speziellen Menschen? Wie reagiert der Körper des betreffenden Menschen darauf? Was für einen Einfluss haben Konsum und Abhängigkeit auf seine Seele?

Also: Was macht das Rauchen mit Ihnen, verehrte Leserin, geehrter Leser (falls Sie denn Raucher sind und dieses Buch

lesen, weil Sie mit dem Gedanken spielen, es sich abzuge-
wöhnen).

«Das können Sie, lieber Autor, mir doch am besten beantworten», könnten Sie daraufhin erwidern und nach einer eindeutigen Antwort verlangen.

Tut mir leid, die kann ich Ihnen leider nicht geben. Aus den
oben genannten Gründen gibt es in der Frage keine Eindeutigkeit.

Ich erlaube mir aber die Äußerung einer persönlichen
Vermutung: Ich glaube, dass Rauchen für viele Menschen,
wahrscheinlich sogar die meisten, so schädlich ist, dass es ihr
Leben wesentlich verkürzen wird, wenn sie das Gequalme
nicht rechtzeitig aufgeben. Gleichzeitig scheint es Menschen
zu geben, denen die Giftstoffe in Zigaretten nichts anhaben,
weshalb sie bis ins hohe und höchste Alter rauchen und sich
dabei bester Gesundheit erfreuen können.

Bei den meisten Menschen vermag der Körper die inhalier-
ten Gifte nicht abzubauen. Bei einigen, vielleicht nur einigen
wenigen, gelingt dem Körper genau das sehr wohl. Letztere
können mit der Gewohnheit des Rauchens daher erstaunlich
alt werden, während andere, vielleicht die überwiegende
Mehrheit, mit demselben Verhalten ihrem Leben ein vorzeitiges Ende bereiten.

Uff, jetzt wird's anstrengend. Richtig. Aber wenigstens
ehrlich.

Und das ist mir lieber als die plumpen Lügen, die gern
verbreitet werden, um den rauchenden Teil der Menschheit
durch Gehirnwäsche zu Nichtrauchern zu bekehren. Am
Ende reduziert sich die gesamte Betrachtung auf eine einzige
Frage: Ist Rauchen schädlich für mich?

Ich, Otmar Jenner, konnte diese Frage nach einiger Zeit

eindeutig beantworten: Ja. Ja, schädlich, hat mein Körper zu mir gesagt. Ja, schädlich, haben mir meine Träume mitgeteilt. Ja, schädlich, hat meine innere Stimme mir erklärt.

So schädlich, dass ich daran sterbe werde, wenn ich es nicht lasse, habe ich gefühlt. Also habe ich es gelassen.

Ich nehme an, dass Sie, liebe Leserin, lieber Leser, sich das auch schon gefragt haben. Daher nun meine Frage: Wie lautet Ihre Antwort?

Was glauben Sie? Was meinen Sie? Was spüren Sie? Was wissen Sie?

Ist Rauchen schädlich für Sie?

Hören Sie eine innere Stimme, die zu Ihnen sagt, wenn du weiter rauchst, dann wirst du daran sterben?

Haben Sie das Gefühl, Sie müssen das Rauchen sofort aufgeben, weil Sie sonst daran zugrunde gehen?

Falls es Ihnen so geht, wie es mir gegangen ist. Wenn Sie ein Ja hören, dann, und das meine ich als Heiler sicher zu wissen, dann sollten Sie dieses Ja nicht ignorieren. Dann ist es wünschenswert, dass Sie mit diesem Buch arbeiten. Dann ist es wünschenswert, dass Sie Abhängigkeit und Sucht überwinden und das Rauchen aufgeben. Besser bald als irgendwann. Also am besten gleich.

Denn dies ist meine feste Überzeugung: Wer mit dem Gefühl, wer mit dem inneren Wissen raucht, daran zugrunde zu gehen, der wird das auch. Eher früher als später.

Sollten Sie anderer Meinung sein, rate ich Ihnen, dieses Buch aus der Hand zu legen, denn dann verschwenden Sie nur Ihre Zeit damit. Zeit, in der Sie sich ganz und gar dem Rauchen hingeben könnten.

Wenn Sie das Gefühl haben, Rauchen sei nicht schädlich für Sie, dann gibt es, denke ich, auch keinen Grund für Sie, sich von anderen etwas anderes einreden zu lassen (dies gilt allerdings nicht für Alkohol und die meisten anderen Suchtstoffe – doch davon reden wir später noch genauer, denn jetzt geht es unmittelbar um Nikotin).

Erste Zusammenfassung

Als spiritueller Heiler und Mentaltrainer werde ich bei Klienten häufig mit Suchtproblematiken konfrontiert. Damit kenne ich mich – wie gesagt – auch durch eigene Suchterfahrung aus, denn ich habe rund 15 Jahre lang geraucht und war von Nikotin abhängig. Rauchen sieht schön aus. Nicht zuletzt, wenn Marlene Dietrich auf der Leinwand raucht. Auf Partys macht es auch Spaß.

So lange, bis man es satthat. Vor allem die eigene Abhängigkeit nicht mag. Und das Empfinden wachsender Unfreiheit.

▼ Vor allem Unfreiheit durch Sucht ist die Schattenseite der Abhängigkeit von Nikotin und anderen Substanzen.

▼ Außerdem riechen Raucher nicht besonders gut aus dem Mund und ihren Poren. Und ihre Fähigkeit, Gerüche wahrzunehmen, beispielsweise den Duft von Rosen, ist auch sehr eingeschränkt. Ebenso die Fähigkeit zu schmecken.

Auch das sind echte Minuspunkte des Rauchens.

Ich finde, dies ist kein Grund, auf die Zigarettenindustrie zu schimpfen, die zwar ein Interesse daran hat, möglichst viele Raucher möglichst abhängig zu machen, aber trotzdem nicht dafür verantwortlich ist, wer raucht, und damit auch nicht schuld an der jeweiligen Nikotinabhängigkeit.

▼ Ein weiterer echter Minuspunkt des Rauchens ist die Möglichkeit, daran zu sterben. Daher gilt es nun alle Pluspunkte gegen die Minuspunkte abzuwägen, eine Summe daraus zu bilden und zu schauen, was unter dem Strich dabei herauskommt.

▼ Dasselbe gilt für alle anderen Süchte.

Ist Rauchen schädlich für Sie?

Ist Rauchen schädlich für Sie? Gut, Sie sind noch mit der Klärung dieser Frage beschäftigt.

Fragen Sie sich selbst bitte auf sämtlichen körperlich-seelischen Ebenen. Was sagt Ihre Lunge dazu?

Was sagt Ihr Herz?

Was meinen die Arterien? Was erklärt der Kreislauf? Was kommentiert das Gehirn?

Was meint Ihre Seele zur Sucht?

Schlafen Sie mit dem Gedanken ein, die Antwort am nächsten Morgen zu wissen.

Denken Sie am nächsten Morgen als Erstes ans Rauchen und fragen Sie sich: Ist es schädlich für mich?

Wenn Sie ein eindeutiges Nein hören, dann möchte ich nicht dagegen argumentieren, denn das bringt überhaupt nichts, sondern verdirbt Ihnen nur den Spaß am Rauchen. Das wäre schade, denn es schadet Ihnen womöglich ja gar nicht. Und Sie sind einer von diesen Menschen, die damit uralt werden können.

Aber Vorsicht: Wenn Sie sich ein Nein einreden, obwohl Sie innerlich ja sagen und der Meinung sind, dass es Ihnen sehr wohl schadet, so ist der Schaden womöglich umso größer.

Und falls Sie bereits körperliche Symptome wie Durchblutungsstörungen in den Armen oder Beinen oder einen Schatten auf der Lunge haben, kann von einem Nein auch keine Rede mehr sein – egal, was Ihr Kopf dazu sagt.

Daher lesen Sie bitte erst weiter, wenn Sie die Frage, ob Ja oder Nein, eindeutig für sich geklärt haben.

Nehmen Sie sich bitte ausreichend Zeit dafür. Auf Tage kommt es hier wirklich nicht mehr an.

Okay, jetzt wissen Sie es: Rauchen ist schädlich für Sie.

Schade eigentlich ... Ehrlich, Sie haben mein ganzes Mitgefühl. Aber von nun an wird es darum gehen, dass Sie es lassen. Und Ihre Sucht vollständig überwinden.

Daher bitte ich Sie zunächst, das genaue Gegenteil zu tun:

Genießen Sie für die kommende Woche, also sieben Tage lang die Freuden des Tabaks, als hätten Sie eben erst mit dem Rauchen angefangen.

Rauchen Sie, wann immer Sie das Bedürfnis haben. Rauchen Sie so bewusst wie nur irgend möglich.

Vergegenwärtigen Sie sich mit jedem Zug, was Ihnen daran gefällt.

Und schreiben Sie alle Vorzüge des Rauchens auf. Notieren Sie so ausführlich und ehrlich wie möglich, was Sie am Rauchen gut und schön und wie auch immer positiv finden.

Erst dann lesen Sie bitte das nächste Kapitel.

Die Woche danach – wie ist sie? Wahrscheinlich weniger appetitlich. Wahrscheinlich ist sie wie das flaue Gefühl nach der Zigarette, die zu viel war, die nicht mehr geschmeckt hat.

Die Woche danach ist womöglich wie der schlechte Geschmack im Mund nach einer verqualmten Nacht.

Einfach widerlich.

Vergegenwärtigen Sie sich während der kommenden sieben Tage nun die Unannehmlichkeiten des Rauchens. Schreiben Sie auf, was Ihnen daran nicht gefällt. Was Sie womöglich ekelhaft finden.

Aber Vorsicht: Übertreiben Sie nichts, nur weil Sie denken, dann fällt es Ihnen leichter, aufzuhören.

Das funktioniert nicht. Nur Ehrlichkeit hilft Ihnen hier weiter.

Nun kommt es darauf an: Was bleibt unterm Strich?

Sie haben die positiven Aspekte des Rauchens und die negativen vor sich – wenn man beide gegeneinander aufrechnet, was kommt als Ergebnis dabei heraus?

Wie wichtig ist der Genuss?

Welchen Stellenwert hat Ihre Gesundheit dabei?

Welche Rolle spielt der Kostenfaktor, also die Tatsache, dass Rauchen auch nicht gerade billig ist und Sie monatlich ein ganz schönes Sümmchen für Zigaretten ausgeben?

Diese und andere Fragen gilt es nun gegeneinander abzuwägen und zu einer eindeutigen Antwort zu finden. Auch die so ehrlich wie möglich.

Im Ernst: Sie können ja tun oder lassen, was Sie wollen. Wenn Ihnen bereits ein Bein wegen Durchblutungsstörungen amputiert wurde, Sie aber weiter rauchen wollen, weil Sie das Rauchen so lieben, dass Sie zur Not auch im Rollstuhl weiterqualmen würden – kein Problem, es ist Ihr Leben, Sie können damit verfahren, wie Sie es wünschen.

Das ist mein voller Ernst. Sie haben alle Freiheit, auch die, Ihre Freiheit durch Süchte einzuschränken, und ich meine, niemand hat das Recht, Ihnen Ihre persönliche Freiheit zu nehmen. Schon gar nicht mit aggressiver Fürsorglichkeit.

Daher nun meine Frage nach Abwägung des Für und Wider: Wollen Sie das Rauchen wirklich aufgeben?

Falls Sie jetzt noch unsicher sind, so gehen Sie bitte folgendermaßen vor: Rauchen Sie nur noch bewusst. Zug um Zug. Spüren Sie jede Inhalation.

Wie genau schmeckt der Rauch in diesem Moment, während Sie ihn einatmen? Wie lange halten Sie den Rauch in der Lunge? Wie fühlt sich das an? Wie schmeckt der Rauch, wenn Sie ihn nun ausatmen? Rauchen Sie nun nur noch absolut bewusst.

Werden Sie vom Rauchen abgelenkt, so drücken Sie die Zigarette aus. Halten Sie dieses bewusste Rauchen mindestens einen Tag lang durch. Besser zwei Tage. Besser alle weiteren Tage, bis Sie es endgültig lassen.

Wollen Sie das Rauchen lassen?

Wenn ja, lesen Sie bitte das nächste Kapitel.

Zum Kraftschöpfen

Herzlichen Glückwunsch! Ich halte das für eine gute Wahl. Allein schon, weil man dann viel besser aus dem Mund riecht und noch viel mehr Menschen einen küssen wollen.

Doch zum Überwinden der Sucht braucht man Kraft. Bei früheren Anläufen muss die Kraft einen verlassen haben, sonst wäre das Ziel ja schon längst erreicht.

Doch woher nun plötzlich die Kraft nehmen, wenn vorher nicht genug davon da war? Sonst hätte man ja schon längst aufgehört.

Ganz einfach, dafür bin ich ja da, Ihr Autor, mein Buch in Ihrer Hand, mein Wissen als Heiler, dass Ihnen nun im heldenhaften Kampf mit den Titanen der Sucht zu Hilfe kommt.

Und hier ist schon das erste Helferchen in Gestalt einer vielleicht überraschenden Aufgabe.

Ich bitte Sie, Ihr Ritual bei der Zahnpflege zu verändern. Falls Sie Ihre Zähne mit der rechten Hand putzen, dann tun Sie es nun mit links (oder umgekehrt, wenn Sie Linkshänder sind). Und das genau so gründlich und gut wie bisher.

Fragen Sie bitte nicht, warum ich Ihnen diese Aufgabe gebe. Sie ist umso kraftvoller, wenn Sie jenseits von Begründungen und Erklärungen ausgeführt wird. Ich werde Ihnen jedenfalls keine geben, sondern nur die Bitte äußern, die hiermit gestellte Aufgabe auszuführen.

Morgens und abends und vielleicht auch noch ein weiteres Mal, falls Sie zwischendurch die Zähne putzen. Putzen Sie so aufmerksam wie möglich. Ich möchte nicht für spätere Zahnarztbesuche verantwortlich sein.

Wenn Sie dies drei Tage lang praktiziert haben, dann können Sie morgens und mittags Ihre Zähne wieder wie zuvor reinigen, doch am Abend putzen Sie weiterhin mit der ungewohnten Hand.

Begreifen Sie dies als praktische Meditation. Ich glaube, Sie haben mich verstanden.

Erst nach diesen drei Tagen lesen Sie bitte in diesem Buch weiter. Es geht um Ihre Kraft.

Kraft, die Sie dringend brauchen, während Sie weiter lesen, erfüllt von dem Wunsch, Ihre Sucht zu überwinden.

Nichtraucher im Schlaf – erster Teil

Jetzt, liebe Leserin, lieber Leser, brauche ich Ihre volle Aufmerksamkeit. Die nun folgende Methode ist von zentraler Wichtigkeit für den Prozess der Befreiung von Süchten.

Sämtliche Abhängigkeiten können mit dieser Praktik überwunden werden – nicht nur die Sucht nach Nikotin –, und dies tatsächlich im Schlaf.

Doch lassen Sie mich vorausgehend erklären: Die Spielwiese rationaler Betrachtungen und Bewertungen im Wachzustand ist das sogenannte Tagesbewusstsein. Das Fenster des Tagesbewusstseins schließt sich mit dem Einschlafen und öffnet sich mit dem Erwachen. Im Traum (von Traumzuständen wird später noch ausführlicher die Rede sein) ist das Bewusstsein zwar auch auf eine spielerische Weise aktiv, doch kaum bewusst fokussierbar. Daher können die meisten Menschen den Traum zur bewussten Steuerung von gedanklichen Inhalten nicht nutzen.

Im Tagesbewusstsein können sie es sehr wohl. Im Tagesbewusstsein kann beispielsweise der Entschluss gefasst werden: «Morgen höre ich auf zu rauchen.»

Im Tagesbewusstsein werden jede Menge Entschlüsse gefasst. Einige davon werden in die Tat umgesetzt, andere nicht. Entweder, weil deren Umsetzung sich als zu schwierig erweist oder weil man die beabsichtigte Tat vergessen hat. Oft beruht die Unterlassung geplanter Vorhaben auch auf einer Mischung aus Vergessen und erwartetem Scheitern. Jeder kennt das.

Passiert nahezu täglich. Und das ist womöglich immer wieder auch sehr richtig so, denn dadurch wird immer wieder Energie für wichtigere Vorhaben frei, solche, die eben nicht vergessen und trotz großer Schwierigkeiten begonnen werden.

Bedauerlich ist allerdings, wenn man zum hundertsten Mal dem Rauchen abgeschworen und am Vortag in die Welt hinaustrompetet hat: «Morgen werde ich Nichtraucher.» Um direkt nach dem Aufwachen noch im Bett zu qualmen.

Was entsteht daraus?

Wahrscheinlich Schwäche. Wer so agiert, signalisiert sich selbst: Ich verkünde zwar gern große Taten, lass mich auch dafür beklatschen, doch folgt dann wenig – jedenfalls nicht die angekündigte Heldentat.

Man steht also als Schwächling da. Jemand, dessen Wort wenig Gewicht hat. Das ist bedauerlich und stärkt einen nicht gerade für künftige Unternehmungen.

Welcher Raucher kennt das nicht? Das angekündigte Nichtraucherdasein, meistens mit dem Stichtag Neujahr. Zu Silvester hat man es noch richtig krachen lassen, doch wenn sich der Dunst des Geböllers verzogen hat, so war es geplant, wollte man auch der Lunge den Rauch ersparen.

Wie viele Neujahrstage haben so begonnen, vielleicht auch so geendet, leider aber nicht die erste Woche oder der erste Monat des neuen Jahres, denn da wurde bereits wieder mit aller Macht der Sucht geraucht. Schade, nun braucht es ein weiteres Jahr bis zu einem nächsten datumsmächtigen Entscheidungstag. Oder ist der Geburtstag vielleicht sogar besser geeignet? Aber gab es da nicht auch den einen oder anderen Versuch?

Ja, die vielen misslungenen Versuche – sie haben einem nicht gutgetan.

Daher nun eine Methode, geeignet für Vorhaben, deren Umsetzung schwierig erscheint. Diese Praktik nutzt den Moment, wo das Fenster des Tagesbewusstseins sich schließt, nämlich die Einschlafphase.

Gedanken und Empfindungen in der Einschlafphase werden mit in den Schlaf genommen und wirken dort auf unbewusste Weise weiter. Das gilt natürlich auch für alle unbeabsichtigt in den Schlaf mitgenommenen Gedanken, Folge von Grübeleien vorm und beim Einschlafen. Denn was auch immer wir beim Einschlafen denken, es wirkt im Schlaf nach.

Zur Nikotinentwöhnung kann diese Tatsache auf die folgende Weise genutzt werden:

Wenn Sie, liebe Leserin, lieber Leser, im Bett liegen und spüren, bald werde ich einschlafen, dann visualisieren Sie sich rauchend. Vergegenwärtigen Sie sich, wie unangenehm und lästig Ihnen das Rauchen inzwischen ist, um sich dann vorzustellen, dass Sie die Zigarette, die Sie in Ihrer Vorstellung rauchen, ausdrücken und im Anschluss daran den Rest der Packung in einen Mülleimer werfen. Sehen Sie vor Ihrem inneren Auge, wie Sie die Hände vor Freude in den Himmel recken. Nun sind Sie Nichtraucher. Sie spüren bereits, dass Sie freier durchatmen können. Sie atmen tief ein und aus. Kostbare Luft füllt Ihre Lungen. Rein und heilsam wie lange nicht.

Diese Visualisierung ist wie ein Kurzfilm, der auf Ihrer inneren Leinwand läuft, nicht länger als eine halbe Minute.

Die Aufgabe für Sie ist nun, diesen Kurzfilm immer wieder vor Ihrem geistigen Auge abzuspielen – bis Sie eingeschlafen sind.

Diese Aufgabe beinhaltet auch, dass Sie beabsichtigen, Ihren Kurzfilm mindestens 21-mal abzuspielen.

Wahrscheinlich schlafen Sie vorher ein. Auch gut – Hauptsache, Sie hatten die Absicht, den Film 21-mal zu sehen.

Wahrscheinlich wissen Sie nach der zehnten Wiederholung auch nicht, ob gleich die elfte kommt oder schon die fünfzehnte. Eigentlich auch gut – sofern Sie nicht bereits bei der fünften weggedämmert sind.

Abhilfe schafft eine Kette mit 21 Perlen, leicht zu bekommen in buddhistischen Zentren und esoterischen Buchhandlungen, denn sie werden auch zur meditativen Wiederholung von Mantren benutzt, prinzipiell also eine Gebetskette. Die 21. Perle ist größer als die übrigen. Daher weiß man immer, wann Anfang und Ende erreicht ist. Genauso gut funktioniert aber auch ein Strick, in den Sie 20 Knoten knüpfen, um die Enden mit einem 21. zusammenzubinden.

Was Sie auch wählen: Wenn Sie zum Einschlafen bereit sind, dann nehmen Sie Ihre Kette oder verknoteten Strick und greifen Perle oder Knoten Nummer 21. Im gleichen Moment beginnen Sie mit Ihrer Visualisierung. Sie lassen also den Film vor Ihrem inneren Auge ablaufen, während Sie den Knoten oder die Perle halten. Nach dem Ende des Films greifen Sie die nächste Perle oder den nächsten Knoten. Gleicher Film, gleiches Spiel.

Möglichst 21-mal – also bis Sie wieder am Anfang angekommen sind.

Die Wiederholungen sind wichtig, ebenfalls die Absicht, 21-mal den Film zu sehen. Nicht wichtig ist, ob es tatsächlich 16, 20 oder 22 Male sind.

Manche Menschen schaffen kaum eine Wiederholung, weil sie so schnell einschlafen. Eben in der Horizontalen gelandet, fallen ihnen schon die Augen zu. Dann, aber auch nur dann, sollte die Visualisierung zunächst im Sitzen erfolgen.

Was tun, wenn Sie am nächsten Morgen nach dem Aufwachen Lust auf eine Zigarette verspüren?

Dann essen Sie bitte als Erstes etwas und rauchen anschließend. Versuchen Sie, diese Zigarette zu genießen – obwohl Sie sich vielleicht ärgern, weil Sie das Rauchen über Nacht noch nicht aufgegeben haben.

Rauchen Sie auch am Tag so viel Sie wollen und so bewusst wie möglich.

Doch am Abend oder in der Nacht vor dem Einschlafen: derselbe Film wie am Abend zuvor. Möglichst 21-mal in Folge mit der Kette oder dem geknoteten Strick in der Hand. Was tun Sie am nächsten Tag?

Womöglich rauchen Sie weiter. Hoffentlich mit Genuss. Hoffentlich ohne sich zu ärgern, weil Sie es wieder nicht gelassen haben. Hoffentlich so bewusst wie möglich.

Doch am Abend das gleiche Spiel, derselbe Film, möglichst 21-mal.

Falls Sie die Visualisierungen an einem Abend vergessen, dann eben wieder am nächsten. Vergessen Sie Ihre Filmvorstellungen aber drei Nächte lang, dann gilt es zur Kenntnis zu nehmen, dass Ihr innerer Saboteur zu große Macht über Sie gewonnen hat. Sie weisen ihn in die Schranken, indem Sie am Tag der Erkenntnis umso aufmerksamer weitermachen.

Weiter und immer weiter.

Sie werden mit dieser Methode das Rauchen aufgeben.

Vielleicht noch nicht morgen.

Vielleicht noch nicht übermorgen.

Vielleicht auch noch nicht in einer Woche.

Vielleicht noch nicht in einem Monat.

Vielleicht noch nicht in zwei Monaten.

Doch dann ganz gewiss. Eines Tages wachen Sie auf und vergessen zu rauchen. Irgendwann im Laufe des Tages fällt Ihnen vielleicht ein, dass Sie jetzt rauchen könnten. Doch Sie spüren, dass Sie es nicht müssen.

Zwingen Sie sich nicht, aus Gewohnheit zu rauchen, wenn Sie es eigentlich nicht wollen. Jetzt haben Sie die Möglichkeit, das Rauchen für immer zu lassen.

Nichtraucher im Schlaf – zweiter Teil

Am Ende des ersten Tages, an dem Sie nicht geraucht haben, sollte die Visualisierung geändert werden – inhaltlich, nicht im Ablauf, und es bleibt auch bei den beabsichtigten 21 Wiederholungen.

Ihre Zigarette ausdrücken und die Schachtel wegschmeißen müssen Sie nicht mehr, denn das Rauchen aufgegeben haben Sie bereits.

Nun gilt es, eine vitale Atemvorstellung zu verinnerlichen. Sehen Sie sich selbst: Nichtraucher now – endlich.

Sie recken wie zuvor die Arme vor Freude gen Himmel und atmen. Köstlich, wie die Luft riecht, wie heilsam sie in Ihre Lungen strömt. Einfach herrlich!

Wenn Sie mehr als 21 Tage nicht geraucht haben, können Sie auch diese Visualisierung einstellen.

Lesen Sie bitte im Buch weiter, während Sie die Methodik «Nichtraucher im Schlaf» anwenden. Alle weiteren Praktiken, Meditationen und Überlegungen greifen zusätzlich und erleichtern das Überwinden Ihrer Sucht.

Wenn Sie das Buch einmal durchgelesen haben, aber noch im Prozess der Suchtüberwindung sind, fangen Sie wieder von vorn an. Wenn nötig, mehrmals und so bewusst wie möglich.

Falls noch eine andere Abhängigkeit hinzukommt, so konzentrieren Sie sich zunächst auf die Überwindung der Nikotinsucht, um dann nach einigen Wochen oder Monaten Pause das gleiche Verfahren auf andere Süchte anzuwenden.

Zweite Zusammenfassung

▼ Rauchen ist also schädlich für Sie.

▼ Wahrscheinlich auch weitere Süchte, falls Sie weitere Abhängigkeiten bei sich erkannt haben.

▼ Sie wollen Ihre Sucht überwinden.

▼ Um sich stilvoll und möglichst bewusst von Ihrer Sucht nach Nikotin zu verabschieden, haben Sie eine Woche lang so genussvoll wie irgend möglich geraucht.

Und dann auch so bewusst wie möglich. Zug um Zug achtsam.

Das war gar nicht so einfach. Und Sie haben wahrscheinlich bemerkt, dass Sie das Rauchen satthaben.

▼ Jetzt wollen Sie es umso eindeutiger aufgeben. Sehr gut!

Um Kraft zu schöpfen, haben Sie begonnen, sich auf ungewohnte Weise die Zähne zu putzen.

Außerdem üben Sie sich in der Praktik, das Rauchen im Schlaf zu überwinden. Sie visualisieren dazu immer wieder den beschriebenen Film beim Einschlafen. Rauchen aber am nächsten Morgen wieder, wenn Ihnen danach ist. Bis Sie schließlich eines Morgens aufwachen und vergessen zu rauchen.

▲ Wenn Sie das Rauchen vergessen haben, zwingen Sie sich nicht dazu, sich erneut daran zu erinnern.

▲ Zwingen Sie sich also nicht zum Rauchen, wenn Sie eigentlich gar nicht rauchen wollen und auch keinen wirklichen Drang dazu haben.

Wenn dieser Fall eingetreten ist, schlafen Sie trotzdem weiterhin mit Visualisierungen ein, jedoch in der beschriebenen veränderten Form.

Affirmation zum Klopfen

Viele Therapeuten schwören darauf: das Einklopfen von heil-
samen Sätzen.

Auch ich benutze die Methode sehr häufig, um Heilungs-
impulse zu verstärken oder negative Glaubenssätze in positive
Glaubenshaltungen zu transformieren. Das Verfahren wirkt
seltsam und irrational, wenn nicht abgedreht oder irgendwie
idiotisch.

Aber es wirkt.

Und zwar folgendermaßen:

Mit den Fingerspitzen einer Hand (wahrscheinlich Ihrer
rechten, falls Sie Rechtshänder sind) klopfen Sie auf Ihr Brustbein, während Sie dabei einen Satz sprechen.

Sie sprechen den gleich genannten Satz. Sie flüstern ihn
nicht. Sie brüllen oder schreien ihn auch nicht.

Sie sprechen den nachfolgend genannten Satz hörbar und
deutlich – für Sie selbst, aber nicht für die Nachbarn in der
Nachbarwohnung.

Und während Sie diesen Satz sprechen, klopfen Sie mit
Ihren Fingerspitzen auf Ihr Brustbein.

Gemeint ist ein leichtes und gleichermaßen deutlich spür-
bares Klopfen, kein hektisches Trommeln, auch kein aggressi-
ves Hämmern.

Tatsächlich klopfen Sie rhythmisch auf Ihr Brustbein
(direkt über der Thymusdrüse, mittig über der Wirbelsäule,
noch oberhalb des Herzens), während Sie dabei den gleich
folgenden Satz sprechen.

Während Sie also sprechen, klopfen Sie rhythmisch dabei
und verankern damit das Gesprochene auf eine besondere
Weise in Ihrem Unterbewusstsein.

Der Satz ist eine sogenannte Affirmation, also eine Bejahung und Bekräftigung, die für Sie einen vordergründigen logischen und auch einen hintergründigen irrationalen Sinn ergibt und daher, so eingeklopft, auf beiden Ebenen aktiv wird.

Wenn Sie dies gleich zum ersten Mal tun werden, gilt es, zunächst einen stimmigen Rhythmus für das Sprechen und das begleitende Einklopfen zu finden. Dafür muss die Affirmation wahrscheinlich viele Male gesprochen und dabei eingeklopft werden. Ziemlich sicher mindestens ein Dutzend Mal.

Wenn Ihnen die Sache zwischendurch albern vorkommt, kein Problem, dann lachen Sie darüber – um dann sofort weiterzumachen.

Die Affirmation lautet:

«Vom Rauchen befreit, kann ich frei und tief durchatmen.» Wiederholen Sie dies täglich – obwohl Sie womöglich noch rauchen.

Und machen Sie täglich weiter damit – auch wenn Sie das Rauchen bereits aufgegeben haben. So lange, bis Sie spüren: Jetzt ist es genug.

Neben der Methode «Nichtraucher im Schlaf» ist dies die zweite Kardinalpraktik zur Überwindung der Nikotinsucht.

Süßstoff für die Seele

«Ich brauche Süßstoff für meine Seele», sagte ein Jugendfreund zu mir und entkorkte lachend die Cognac-Flasche, die er aus dem Spirituosenschrank seines Vaters entwendet hatte. Soweit ich mich erinnere, schaute ich ihm staunend beim Trinken zu, fragte aber nicht weiter nach, sondern nahm seine Aussage als schlüssiges Statement hin. Jedenfalls war das der Beginn seiner Drogenkarriere. Einige Wochen zuvor hatte er auch mit dem Rauchen angefangen. Eigentlich als Spätzünder, denn er war bereits neunzehn, und die meisten seiner Freunde hatten schon mit fünfzehn oder sechzehn in der Raucherecke auf dem Pausenhof damit begonnen – wie ich auch.

Der Jugendfreund war ein begnadeter Gitarrist und kam aus einer sehr liebevollen Lehrerfamilie. Allerdings kriselte es in der Ehe der Eltern, und bei Besuchen hörte ich, dass von Trennung die Rede war. Daher erschien es mir vollkommen logisch und angemessen, dass mein Freund Süßstoff für seine Seele brauchte. Erst in Form von Zigaretten, dann von Alkohol. Fast zeitgleich versuchte er durch sehr viel Kiffen sein Dasein zu versüßen, anschließend mit Heroin.

Ich weiß nicht, was aus ihm geworden ist. Viele Bekannte aus meiner späten Teenager-Phase leben nicht mehr. Sie starben an ihrem Verlangen nach sehr viel Süßstoff.

Ich brauche Süßstoff für meine Seele – den Satz fand ich schon damals sehr beeindruckend. Der Jugendfreund hätte auch sagen können: Meine Seele braucht mehr Süße. Hat er aber nicht. Stattdessen sprach er von Süßstoff, also künstlicher Süße.

Zumindest unbewusst, meine ich, muss er realisiert haben, dass ihm echte Süße fehlte, weshalb er nach einem Surrogat verlangte. Denn innerlich war die Entscheidung für das Surrogat bereits gefallen. Jedenfalls vermute ich das, denn weiter darüber geredet haben wir ja nicht. Tatsächlich löste sich die Freundschaft so schnell, wie sie begonnen hatte.

Als spiritueller Heiler führe ich sehr viele Gespräche mit Klienten. Manche sagen mir, ihnen fehle Süße im Leben. Sie meinen damit keine Schokolade oder eine andere Süßigkeit zum Essen oder Trinken, sondern sprechen vom Lebensgenuss an sich.

Auf die eine oder andere Art ist ihr Dasein für sie bitter geworden. Womöglich sind sie auch richtig sauer deswegen. Und nun leiden sie unter innerer Säure und Bitterkeit. Häufig auf einer emotionalen Ebene, nicht selten aber auch organisch, zum Beispiel mit einem ständig übersäuerten Magen.

Menschen, die meinen, ihnen fehle Süße im Leben, kann dabei geholfen werden, mehr Süße in ihr Leben zu bringen. Und zwar auf eine heilsame Weise. Meistens ist die Süße eigentlich auch da, nur der Blick darauf ist verbittert. Wenn man richtig sauer ist, dann braucht es etwas Zeit, bis die feine Süße des Lebens erneut geschmeckt werden kann.

Ganz anders, wenn jemand Süßstoff für seine Seele braucht. Das heißt, ich will das Surrogat, weil ich das Echte nicht bekommen kann. Ich möchte darüber auch nicht diskutieren. Ich weiß, woran ich bin. Echte Süße habe ich abgeschrieben. Jetzt verlangt es mich nach der Droge.

Viele Menschen plündern ihre Konten für Kaufräusche, denn das ist ihr Süßstoff für ihre Seele.

Andere essen sich dick und fett und rund, nicht zuletzt mit Süßigkeiten, weil sie die Tätigkeit des Essens an sich als Seelensüßstoff empfinden.

Wieder andere nehmen weiche und harte Drogen, weil die ihr Seelensüßstoff sein sollen. Sehr viele Menschen rauchen aus diesem Grund.

Der Satz aus dem Munde eines 19-Jährigen hatte etwas

Grandioses. Irgendwie fiel mir dazu Venedig ein. Einmal sehen und sterben. Auf Holzpfählen in den Sumpf gebaut und daher trotz all seiner Schönheit eigentlich zum Untergang verdammt.

Jugendliche haben ein Faible für den Hauch von Weltuntergang. Im Rauchen ist auch Verbrennen und Abfackeln verborgen. Also große Destruktivität.

Das Leben – meine größte Sucht

Zum Leben müssen wir atmen. Wenn wir das Atmen lassen, sterben wir. Wir haben ein heftiges Verlangen zu atmen. Vor allem, wenn wir gerade die Luft angehalten haben. Trotzdem wird Atmen nicht als Sucht bezeichnet. Es gibt dabei auch kein Zuviel oder Zuwenig wie beim Essen. Der Atem reguliert sich automatisch. Ob jemand viel oder wenig atmet, ist kein Thema, Hauptsache, der Mensch atmet.

Mit dem Essen verhält sich das anders. Wer eher frisst als isst, wächst im Extremfall womöglich an der Klobrille fest – was in den USA tatsächlich schon vorgekommen sein soll und den Einsatz eines Hebekrans für die Umbettung ins Krankenhaus erforderlich machte. Und nicht wenige Menschen mit einer Essstörung hungern sich zu Tode.

Jegliches Verhalten, heißt es in der Psychologie, kann zu einem krankhaft übersteigerten Verlangen führen und damit zu Suchtverhalten und Sucht werden, also zu Siechtum.

Weniger verbreitet als Esssucht ist die Neigung, Wasser in einem ungesund hohen Maß zu trinken. Wer zu viel über den Durst trinkt, und dabei geht es ausnahmsweise nicht um Alkohol, ertränkt den Körper in Wasser, was zur Austrocknung führt. Die für den Zellstoffwechsel notwendigen Mineralstoffe werden verdünnt und ausgeschwemmt. Die Folge ist ein paradoxer Bedarf an vermehrter Flüssigkeitsaufnahme. Wodurch der Mineralstoffmangel aber noch weiter verschärft wird. Ist dieser Prozess einmal in Gang gekommen, giert der Mensch umso mehr nach Wasser und kann sich ohne medizinische Hilfe in einen lebensgefährlichen Zustand der Dehydrierung trinken. Das eigentlich lebensnotwendige Wasser verwandelt sich bei Überdosierung in Gift. Besonders bei Ausdauersportlern kommen Wasservergiftungen relativ häufig vor. Doch manche Menschen trainieren sich ein krankhaft gesteigertes Bedürfnis nach Wasser auch ohne leistungssportliche Aktivitäten an.

Und wieder andere Menschen entwickeln ein übertriebenes Bedürfnis nach Schlaf. Eigentlich wären sie nach sieben bis acht Stunden ausgeschlafen. Sie schlafen aber zwischen elf und vierzehn Stunden. Meistens ist ein derartiges Schlafbedürfnis mit depressiven Phasen verbunden. Doch nicht immer. Einige Menschen werden ganz unmittelbar süchtig nach Schlaf. Damit verringern sie die Zeit, in der sie wach zu agieren vermögen, also zu lieben, Geld zu verdienen und wieder auszugeben, Freundschaften zu pflegen und Wissen zu erwerben und sich dem Erwachen ihres Bewusstseins zu widmen – Letzteres ist nach meinem Empfinden eine zentrale Chance des Lebens überhaupt. Sehr bedauerlich, wenn man diese Möglichkeit weitgehend verpennt.

Und noch wieder andere Menschen sind süchtig nach Beischlaf. Sexsucht, also das auf ungesunde Weise entgleiste Bedürfnis nach sexueller Aktivität, beherrscht ihr soziales Leben womöglich so umfassend, dass es einen sehr destruktiven Effekt auf ihr Arbeitsleben hat, nicht zu reden von den zerstörerischen Begleiterscheinungen für bestehende oder beginnende Partnerschaften, die mit dem Versprechen der Treue geschlossen wurden. Wer es dauernd mit irgendwem an irgendwelchen Orten treiben will und das auch immer wieder tut, erscheint wahrscheinlich nicht als idealer Ehepartner oder vertrauenswürdiger Mitarbeiter einer Firma, und die Folge kann leidvoll sein, weshalb Sexsucht als Krankheit gilt, die man therapieren sollte.

Gewisse Menschen, heißt es, sind regelrecht süchtig nach dem Leben an sich. Sie können nicht genug davon kriegen. Wie besoffen von den Möglichkeiten des Daseins, können sie den Hals nicht voll kriegen von den realen Chancen des Daseins. Was auch immer ihre Aufmerksamkeit erregt, neugierig greifen sie danach und halten daran fest, um es bis zur Neige auszukosten. Lässt man sie auf ein Motorrad, rasen sie damit los und legen sich in die Kurven, damit die Funken fliegen. Die höchsten Berge wollen sie persönlich besteigen und den Gipfel mit dem Paraglider wieder verlassen. Sie landen häufig in hysterischen Beziehungen und umgeben sich liebend gern mit allem, was teuer aussieht und auch so riecht und schmeckt. Sie überfliegen jegliche Langeweile mit dem Willen zur Ekstase, und wenn sie sich doch mal niederlassen und meditieren, dann nur, um direkt zur Erleuchtung zu gelangen.

Wer könnte es nach dem Leben Süchtigen vorwerfen, dass sie das Leben als Rausch verstehen und es daher rauschhaft gesteigert genießen wollen. Denn vielleicht ist das Leben genau so gemeint: sinnlich mitreißend und in dieser mitreißenden Qualität geradezu zwangsläufig suchterzeugend.

Das Leben, ein Suchtmittel – wer ist schon vollkommen frei von Süchten und Suchtverhalten? Vielleicht nicht nach

Alkohol, Nikotin und anderen Drogen. Dafür aber gibt es ein übersteigertes Bedürfnis, mit dem Partner partnerschaftliche Probleme zu zerreden – obwohl beide schon festgestellt haben, dass sie dies in ihrer Beziehung nicht weiterbringt. Vielleicht ist es die Sucht des Vaters, mit seinem Sohn zu schimpfen – obwohl der Vater sich in besonnenen Momenten dafür selbst verurteilt. Womöglich ist es die Sucht, mehr Geld auszugeben, als das Konto erlaubt. Oder anderes ungesund überzogenes Verhalten.

Die Möglichkeiten, auf eine ganz eigene Art süchtig zu sein, sind so grenzenlos wie die Möglichkeiten des Lebens selbst.

Der erste Satz der Kraft

**Ich liebe die Möglichkeiten meines Lebens und werde sie
auf eine heilsame Weise nutzen.**

Das ist der Satz, der sich aus dem vorigen Kapitel folgerichtig
ergibt. Ich bitte Sie, liebe Leserin, lieber Leser, diesen Satz nun
zu verinnerlichen.

In der Absicht, den Satz auch zu meinen, wenn Sie ihn ver-
innerlicht haben, meditieren Sie bitte einige Minuten über die
Bedeutung des Satzes:

**Ich liebe die Möglichkeiten meines Lebens und werde sie
auf eine heilsame Weise nutzen.**

Das nun folgende Verfahren zur inneren Verankerung kann
an mehreren Tagen wiederholt werden – allerdings in einem
zeitlichen Abstand von mindestens einer Stunde vor oder
nach dem Einklopfen der Affirmation: «Vom Rauchen befreit,
kann ich frei und tief durchatmen.» Auch dies erscheint irrational, also jenseits jeglicher Logik – wie so viele Verfahren,
die aber sehr wirksam sind. Dafür legen Sie Ihre Hand bitte auf
den Umriss meiner Hand auf der nächsten Seite und sprechen
hörbar dreimal hintereinander, unterbrochen nur von kurzen
Atempausen:

**«Ich liebe die Möglichkeiten meines Lebens und werde sie
auf eine heilsame Weise nutzen.»**

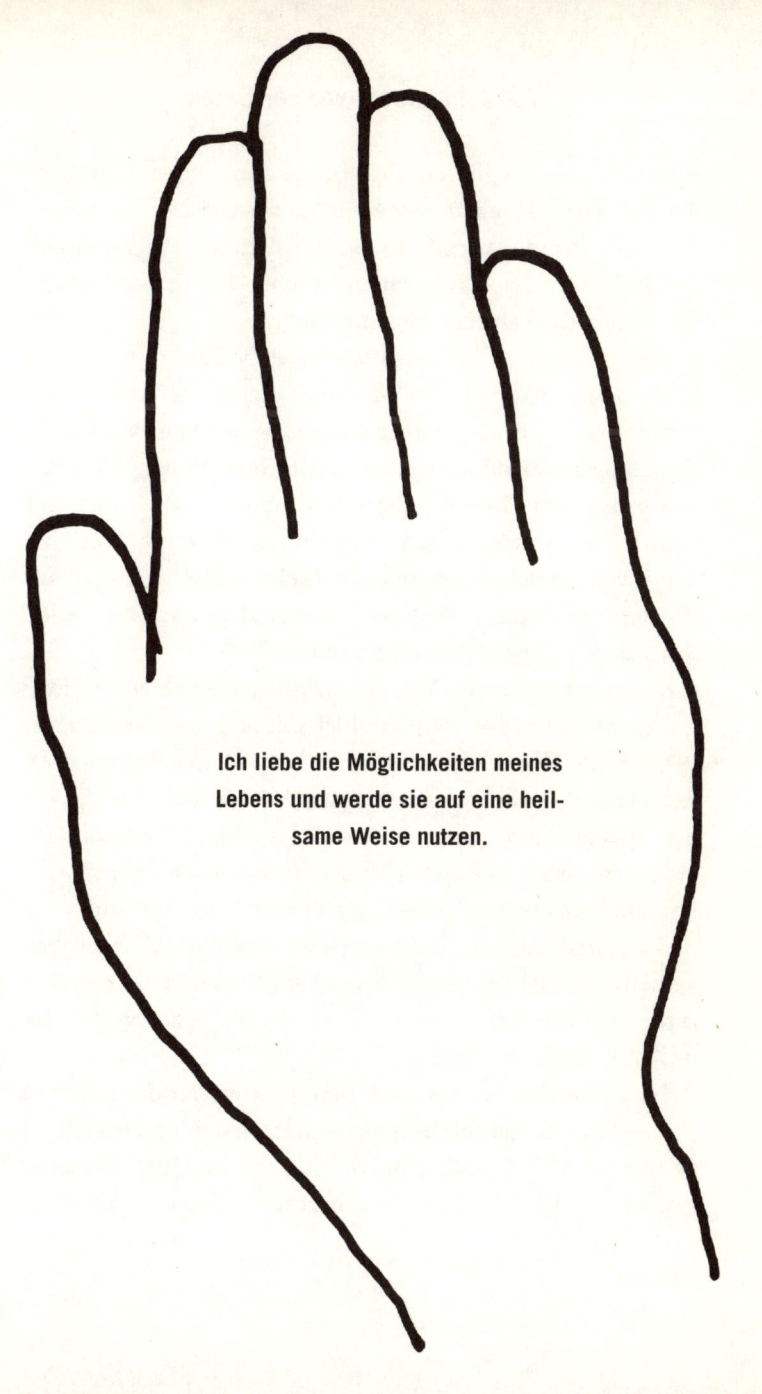

Ich liebe die Möglichkeiten meines Lebens und werde sie auf eine heilsame Weise nutzen.

Vor dem Leben, vor der Sucht

Angenommen, es gibt ein Dasein vor dem Leben. Eine geistig-seelische Präsenz im weiten Raum des Geistes, wo man als noch ungeborene körperlose Seele existiert. Angenommen, die Seele befindet sich in einem solchen Raum des Geistes, bevor sie ins Leben geht, also inkarniert.

Wenn das so wäre – was würde es bedeuten, in diesem Raum des Geistes zu sein? Ziemlich sicher die Freiheit von Süchten jeglicher Art. Sucht ist an sinnlich-sensorische Erfahrung gekoppelt und speist sich aus dem Verlangen, sinnlich-sensorische Erfahrungen zu verstärken. Man muss sehen, hören, fühlen, riechen oder schmecken können, um eine damit verbundene Sucht zu entwickeln. Selbst die Sucht, mit Worten zu streiten, schöpft sich aus der Möglichkeit, verbalen Streit zu handfesterem werden zu lassen. Gäbe es diese Möglichkeit nicht, wäre mit Worten ausgetragener Streit sinnlos.

Erst die drohende Handgreiflichkeit gibt dem Gezänk mit Worten die Würze der möglichen körperlich ausgetragenen Konsequenz. Jegliche Äußerung von Wut braucht ein körperliches Gegenüber – oder zumindest die Vorstellung dessen. Manche Menschen schimpfen mit Toten. Sie stellen sie sich vor und konzentrieren all ihren zu deren Lebzeiten angesammelten Ärger auf sie. Und äußern ihn – obwohl es eigentlich keinen Sinn mehr ergibt, denn die betroffenen Menschen sind ja tot, also Vergangenheit, nur noch der mit ihnen verbundene Ärger ist gegenwärtig.

Im Raum des Geistes – nennen wir ihn hier der besseren Vorstellung wegen «Himmel» – gibt es keinen Streit und dementsprechend auch keine Streitsucht. Im Himmel gibt es wahrscheinlich die Erinnerung an Streit. Seelen, die im Himmel angekommen sind, weil sie gerade ein Leben verlassen haben, erinnern sich womöglich an Streit, da sie zu Lebzeiten vielleicht viel gestritten haben. Doch im Himmel ruht der Streit. Dafür hat man die Zeit, über vergangenen Ärger in aller Ausführlichkeit nachzudenken.

Im Himmel bildeten die Gedanken den Vordergrund des körperlosen Daseins. Im Leben in einem Körper treten die Gedanken zurück, und die mitreißende Gegenwart sinnlich-sensorischer Erfahrung tritt in den Vordergrund.

Deshalb ist es so schwer, die Tafel Schokolade liegen zu lassen, wenn man spürt, dass sie einem nicht guttun wird, dies auch denkt und dennoch einen gewaltigen Appetit darauf hat.

Deshalb ist sehr schwer, die Wut verrauchen zu lassen, wenn man schon mit geballten Fäusten dasteht.

Und deshalb ist es gar nicht so leicht, die Zigarette, nach der man süchtig ist, in der Packung zu lassen, weil man das für besser hält.

Das Leben an sich ist wie eine Einladung zur Sucht.

Diese Einladung vollständig auszuschlagen macht auch keinen Sinn. Doch was ergibt sich aus dieser Erkenntnis?

Mit diesen Gedanken und der abschließenden Frage befassen Sie sich nun bitte, liebe Leserin, lieber Leser.

Sehen auch Sie das Leben als Einladung zur Sucht? Oder sind Sie anderer Meinung?

Was ist die Konsequenz Ihrer Überlegungen?

Denken Sie einige Tage über das Wesen der Welt nach und die Bedingungen menschlichen Daseins darin. Um anschließend weiterzulesen.

Bewusstsein im buddhistischen Sinn
und der Schlaf des Lebens

Das Leben, heißt es im Buddhismus sinngemäß, ist eine Einladung, es bewusst zu leben – oder wenigstens bewusster.

Ein unbewusst gelebtes Leben wird in diesem Zusammenhang mit dem Verschlafen des Lebens gleichgesetzt. So gesehen gibt es viele Schläfer in dieser Welt. Bei flüchtiger Betrachtung wirken sie wach. Scheinbar wach bewegen sie sich durch ihr Leben. Sie benutzen ihre Augen und ihre Ohren und ihre restlichen Sinne, doch ihr Bewusstsein ist dabei nur eingeschränkt wach. Tatsächlich gehen sie wie Schlafwandler durchs Leben, weil sie ihr Tun wenig oder so gut wie gar nicht reflektieren und sich ihr gesamtes Dasein mit allen seinen Auswirkungen kaum bewusstmachen. Schläfer auf zwei Beinen – egal, ob in der Horizontalen oder Vertikalen, denn ihr täglichen Wachschlaf unterscheidet sich vom nächtlicher Schlaf nur dadurch, dass sie die Augen offen halten und ihren Mund gebrauchen, um jede Menge irrelevanten Unfug zu reden, der auf unreflektierten Gefühlen und Gedanken beruht.

In diesem Sinne schlafen die meisten Menschen tief und fest.

Die Daunendecke ihres Ruhens in der Unbewusstheit ist die mitreißende Qualität sinnlich-sensorischer Erfahrungen in der Realität des Lebens.

Dieser Satz klingt fast wie ein Zungenbrecher und ist für den Verstand eher nicht zu erfassen.

Daher noch einmal: Was wir körperlich fühlen, sehen, hören, riechen und schmecken können, nimmt unsere Aufmerksamkeit in einem so hohen Maß gefangen, dass es gar nicht so einfach ist, sich das, was wir fühlen, sehen, hören, riechen und schmecken wirklich bewusstzumachen. Und noch viel schwieriger ist es, die sinnlich-sensorischen Erfahrungen zu reflektieren.

Vermutlich verstehen Sie, liebe Leserin, lieber Leser, was ich meine, doch wirkt meine Darstellung immer noch etwas nebulös. Daher noch mal: Wir nehmen die Welt sinnlich-sensorisch wahr. Tatsächlich ist diese unsere Wahrnehmung so überwältigend, dass wir davon vollständig mitgerissen werden. Was wir intensiv wahrnehmen, nimmt uns gefangen.

Optische Wahrnehmungen fesseln uns. Der Anblick eines geliebten Menschen genauso wie ein prächtiger Sonnenuntergang. Akustische Wahrnehmungen ziehen unsere Aufmerksamkeit auf sich. Zum Beispiel ein neuer Hit im Radio oder die neunte Symphonie, das Schreien eines Kindes ebenso wie ein Auspuffknall auf der Straßenkreuzung. Ein köstlicher Geruch beschäftigt uns genauso absolut wie grauenhafter Gestank. Und die mitreißende Qualität von Geschmack dürfte auch nur geschmackstauben Menschen entgehen. Oder der Tastsinn. Zärtliches Streicheln der Haut. Wer kann dem widerstehen? In der Konsequenz Sex. Unsere gesamte Kultur handelt nicht zuletzt davon. Potenzieller Suchtstoff.

Doch es gibt die Möglichkeit, all dies bewusst und achtsam zu kosten und zu genießen.

Der zweite Satz der Kraft

**Achtsam genieße ich mein Dasein
in diesem Leben.**

So lautet der Satz, der sich aus den vorigen beiden Kapiteln folgerichtig ergibt. Bitte meditieren Sie, liebe Leserin, lieber Leser, einige Minuten über diesen Satz:

**Achtsam genieße ich mein Dasein
in diesem Leben.**

Dann legen Sie Ihre Hand auf den Umriss meiner Hand auf der nächsten Seite und sprechen hörbar dreimal (auch dies in einem zeitlichen Abstand zur eingeklopften Affirmation von mindestens einer Stunde):

**«Achtsam genieße ich mein Dasein
in diesem Leben.»**

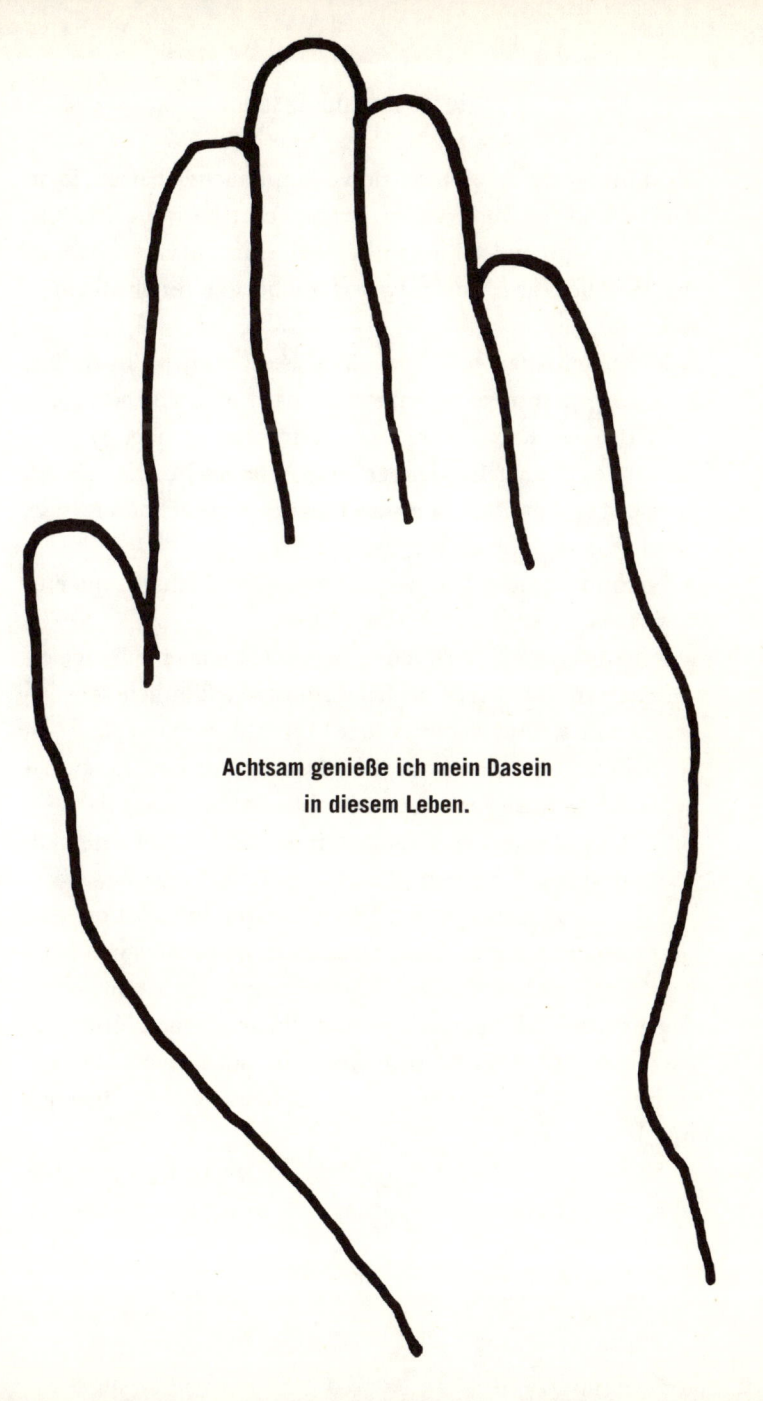

**Achtsam genieße ich mein Dasein
in diesem Leben.**

Dritte Zusammenfassung

Das Einklopfen der Affirmation «Vom Rauchen befreit, kann ich frei und tief durchatmen» sollte nun Ihre weiteren Tage, Wochen, womöglich Monate begleiten, um auf einer bewussten, vor allem aber unterbewussten Ebene in Ihnen zu arbeiten.

Viele Menschen vermissen die Süße des Lebens. Irgendwie zu kurz gekommen, verlangen sie nach echter Lebenssüße, zum Beispiel Kreativität, Liebe, Hingabe, Freude, Ekstase, Albernheit, Freiheit, glauben aber, dies nicht erlangen zu können, und greifen daher nach dem Surrogat echter Süße, nämlich dem Süßstoff, der Droge.

▼ Nikotin ist eine Droge, und wer eine Sucht damit entwickelt, verlangt danach zwanghaft.

▲ Allerdings kann auch das Leben selbst wie eine Droge erscheinen. Das Leben als Erfahrungswelt sinnlich-sensorischer Erfahrungen bietet viele Möglichkeiten dazu.

Verhalten und Lebensstrategien können auf eine krankmachende Art entgleisen und zur Sucht werden.

▲ Daher gilt es die Möglichkeiten des Lebens auf eine heilsame Weise zu nutzen – Inhalt des ersten Satzes der Kraft.

Vor dem Leben, also vor der gegenwärtigen Inkarnation existierte der individuelle Geist bereits in den Mantel seiner Seele gehüllt. Ohne biologischen Körper konnte er sich an vorangegangene Verkörperungen und Inkarnationen erinnern, auch an mögliche Abhängigkeiten und Süchte, war aber tatsächlich frei. Denn Sucht ist an biologische Körperlichkeit gebunden.

▲ Wenn es ein Sein vor dem Leben gibt, also ein Dasein ohne Körper vor der Verkörperung, ein Sein im weiten Raum des Geistes, wo nichts konkret greifbar ist, also auch keine Zigarette, so erscheint das Leben mit seinen Möglichkeiten auch wie eine Einladung, nach dem Leben selbst und sehr konkreten Lebensmöglichkeiten, wie dem Rauchen, süchtig zu werden.

▲ Doch die mitreißende Natur des Daseins im Leben ist auch eine Einladung, im Leben über genau diese mitreißenden Qualitäten hinauszuwachsen, um echte Achtsamkeit, wirkliche Bewusstheit und wahre Freiheit zu erlangen. Denn Suchtstoffe und die Abhängigkeiten davon versprechen zwar Freiheit, doch sind dies falsche Versprechen, die versklaven.

▲ Daher gilt auch der zweite Satz der Kraft mit der Aufforderung, dieses Leben achtsam zu genießen.

Im Rad des Lebens, dem Wendekreis der Sucht

«Der Schläfer muss erwachen», schrieb Frank Herbert in seinem «Dune»-Zyklus. Ich liebe diesen Satz so sehr, dass ich ihn in allen meinen Büchern zitiere.

Der Schläfer muss erwachen.

Ein Satz wie ein Laternenpfahl. Sobald man daran hinaufblickt, geht auch schon das Licht an.

Allerdings nur im Hinblick auf eine spirituelle Dimension. Die gesamte Diskussion um Schlafen und Wachen und die Möglichkeit vollständigen Erwachens führt in die Dunkelheit einer Sackgasse, wenn der spirituelle Horizont fehlt. Damit einher geht ein zentrales Problem, nämlich Sucht ohne Spiritualität zu begegnen. Das ist natürlich sehr wohl möglich. Man muss kein spiritueller Mensch sein, um die Sucht nach Kaffee oder eine Abhängigkeit von Beruhigungsmitteln zu überwinden.

Aber Spiritualität hilft.

Um Missverständnissen vorzubeugen: Mit Spiritualität ist nicht der Glaube an den großen Bärtigen im Himmel gemeint. Ich rede hier nicht von konfessionellen Bekenntnissen, die von vielen heruntergebetet, aber nur von sehr wenigen wirklich geglaubt werden.

Vielmehr meine ich das Empfinden einer Weltseele oder einer universellen göttlichen Kraft, die dem Leben an sich einen Sinn verleiht, der darüber hinausgeht, dass wir regelmäßig atmen, schlafen, essen und trinken müssen, um genauso regelmäßig unseren Darm und unsere Blase zu entleeren, um dazwischen Kinder zu zeugen, einen Beruf zum notwendigen Lebensunterhalt auszuüben und nach dem Ladenschluss unseres Lebens tot umzukippen. So absolut tot, dass von einem weiteren geistigen Dasein, in welcher Form auch immer, genauso absolut nicht geredet werden kann.

Wenn man die menschliche Existenz so sieht – am Ende total und hoffnungslos begrenzt und nichts, was darüber hinausweist, weil man so vollständig tot ist, dass es keinen Sinn macht, über ein weiteres Dasein nachzudenken, dann erscheint das Aufgeben einer Sucht nur deshalb sinnvoll, weil das ohnehin schon kurze Leben durch Süchte auf eine womöglich unangenehme Weise noch weiter verkürzt würde.

Dieser Gedanke ist zweifellos hilfreich.

Noch hilfreicher ist aber ein anderer. Und diese Überlegung gilt es an dieser Stelle etwas umfassender darzulegen:

Angenommen, das Leben geht doch weiter, es endet nicht mit dem Tod und hat auch nicht wie aus dem Nichts mit der Zeugung begonnen...

Angenommen, es gibt das sogenannte Rad des Lebens, also ein Dasein vor dem Leben, gefolgt von der Geburt in diese Welt, einem Leben, dem Ableben, einem Dasein in der Zwischenwelt des Todes und weiterem Auf- und Ableben...

Angenommen, das Rad des Lebens ist zu etwas gut, nämlich vor allem lehrreich zu sein und dem Individuum Erkenntnisse zu ermöglichen...

Angenommen, Sie, liebe Leserin, lieber Leser, und ich sind mittendrin im Rad des Lebens und strampeln uns schon eine ganze Weile darin ab und haben dabei einiges durchgemacht. In diesem Leben gewiss, doch womöglich auch in einem oder mehreren früheren Leben, denn manche Vorlieben, Neigungen, aber auch Seltsamkeiten unseres heutigen Verhaltens wirken auf eine merkwürdige Weise alt, irgendwie mitgebracht und längst überholt. Sie passen nicht für diese Zeit und sorgen für Missverständnisse. Wer hat das nicht – die eine oder andere Macke, die fast prähistorisch wirkt...?

Geist, so meine ich, ist eine Form von Energie und kann daher (laut physikalischem Energieerhaltungssatz) auch nicht vergehen, was also Dasein über den Tod hinaus bedeutet. Alle Individuen, ausnahmslos alle besitzen einen Geist. Verlässt dieser Geist den Körper, stirbt der Körper biologisch, doch der Geist lebt im Mantel der Seele weiter. Ich weiß, das klingt für einige Leser gewöhnungsbedürftig, womöglich irgendwie esoterisch oder auch religiös, doch ich bitte Sie weiterzulesen, auch wenn Sie jetzt den Impuls verspüren sollten, dieses

Buch zuzuklappen. Konfessionelle Glaubensbekenntnisse folgen hier allein schon deshalb nicht, weil ich keiner Kirche angehöre, aber es geht mir um eine mentale Haltung, die verknappt spirituell genannt werden kann.

Wenn vom individuellen Selbst die Rede ist, dann wird oft von der Einheit von Körper, Geist und Seele geredet, aber die meisten Menschen, das ist mir aufgefallen, haben eine klare Vorstellung von Körperlichkeit, können den Unterschied von Geist und Seele aber nicht benennen. Oft werden die Begriffe daher auch als Synonyme gebraucht, was aber nicht richtig ist.

Wenn Menschen biologisch sterben, behaupte ich zu wissen, verlässt der Geist im Mantel der Seele den Körper. Dieser Auszug von Geist und Seele im Moment des Todes ist beobachtbar. Viele Sterbebegleiter berichten von einer Art weißem Nebel aus Licht, den sie über dem Kopf des Menschen im Moment des Todes aufsteigen sehen.

Wenn der Geist im Mantel der Seele auf die Reise geht, macht er weiterhin Erfahrungen. Von diesen Erfahrungen ist etwa im «Tibetischen Totenbuch» die Rede. Tatsächlich sind die Erfahrungen im Zwischenreich des Todes nicht minder eindrucksvoll wie die Erfahrungen im Leben während einer biologischen Verkörperung. Aus sämtlichen Erfahrungen im Leben wie im Sterben, im Totsein wie im Aufleben und erneut Geborenwerden wird der Mantel der Seele gewoben.

Doch diese Erfahrungen sind im Leben nur bedingt zugänglich, denn es beginnt immer mit einer mehr oder weniger großen Amnesie. Man könnte es auch das große Vergessen nennen. Eine Verabredung des Lebens ist, dass am Lebensanfang ein Reset-Button gedrückt wird. Alles neu und wunderschön. Jedes Leben beginnt als Neustart. Deswegen sehen Neugeborene so unfassbar neu und frisch aus. Und gleichzeitig nicht selten sehr alt. Kein Wunder, sie bringen ja auch eine Menge mit. Auch wenn sie nicht darüber reden können und durch das Tor des Vergessens gegangen sind. Doch unbewusst prägen alle jemals gemachten Erfahrungen, eingewoben in den Mantel der Seele, bereits den ersten Atemzug, den das Neugeborene kraft seines Geistes und seiner Lungen macht.

Angenommen, Sie, liebe Leserin, lieber Leser, und ich, wir reisen also durch die Zeiten und Leben, um Erfahrungen zu machen und daraus zu lernen. Wozu sollte das Ganze eigentlich gut sein? Das Rad des Lebens an sich? Und vor allem unsere Strampelei darin?

Der Schläfer muss erwachen

Wenn wir lange genug geschlafen haben, wachen wir auf. Das geht uns am Morgen so und manchmal erst auch gegen Mittag. Aber erwachen müssen wir.

Ich meine, dies gilt auch für das Verpennen des Lebens an sich. Die Lebensverschläfer werden und müssen daraus erwachen. Die Frage ist nur, was Erwachen in diesem Zusammenhang eigentlich bedeutet und wann dies passiert, wenn es denn passieren muss.

Oder kann man sich vielleicht doch dem Erwachen verweigern? Gemäß der Devise: Nein, ich schlafe einfach weiter. Niemand kann mich zwingen, meinen Dämmerzustand zu verlassen. Wer will schon wach sein in dieser Welt?

Sehr wichtige Fragen, in der Konsequenz unmittelbar mit dem Thema Sucht verbunden. Ich werde versuchen, sie der

Reihe nach zu beantworten. Aber das wird ein weiter Ausflug werden. Und diese Weite braucht das Thema Sucht.

Erste Frage: Was ist mit Erwachen im Lebenszusammenhang gemeint?

Antwort: Selbsterkenntnis, und zwar so viel wie im aktuellen Moment möglich, denn genau dieser Moment bietet die größte Chance dazu.

Okay, ich versuch's mal damit, denken Sie, liebe Leserin, lieber Leser, jetzt wahrscheinlich ...

Sehr gut.

Genau davon spreche ich. Aufwachen bedeutet zu versuchen, sich selbst zu erkennen. Jetzt.

Jetzt auch. Jetzt noch mal.

Und jetzt wieder. Wieder und wieder.

Dann regt sich der Schläfer in den Laken seines Lebens, blinzelt mit den Augen, öffnet zunächst eines ein wenig und sieht ...

Was?

Hoffentlich das Licht der Selbsterkenntnis.

Ich, mein größtes Rätsel

Wer bin ich wirklich? Ein Mensch. Sicher. Ein Mensch, der atmet, trinkt, isst und diverse andere menschliche Bedürfnisse hat. Auch klar. Vielleicht ein Mensch, der Suchtverhalten entwickelt hat und womöglich Abhängigkeiten. Hoffentlich nicht. Womöglich eine Frau, die Musik schätzt, sich an Gedichten freut, in Romane eintauchen kann, Feste liebt und herzlich lachen kann und ebenso herzlich schmusen und lieben mag. Schön, wenn ja.

Oder vielleicht ein Mann, der seine Frau mit Hingabe verführt, seine Kinder vergöttert, gern im Meer schwimmt, den Duft von Rosen und weite Wanderungen in Wäldern liebt. Klingt auch gut, wenn es so wäre.

Was sagen eigentlich andere Menschen über Sie, verehrte Leserin, geehrter Leser?

Hoffentlich Gutes. Doch was sie auch sagen – es wird wahrscheinlich keine vollständige Beschreibung Ihres ganzen Selbst sein. Kein Mensch kann Sie ganz kennen. Selbst der Ihnen am nächsten stehende und liebste nicht.

Womöglich kennen Sie sich ja selbst kaum. Wie gut kennen Sie sich?

Sehr gut? Nicht so gut?

Ich bin mir selbst das größte Rätsel?

Wie gut kennen Sie sich also? Finden Sie die Antwort bitte in Ihrem Herzen. Meditieren Sie über das, was Sie finden. Bedenken Sie, was Sie gefunden und worüber Sie meditiert haben, um einen direkten und persönlichen Zusammenhang zu dem Satz herzustellen: Der Schläfer muss erwachen. Und dann folgende Frage zu beantworten:

Wie wach empfinden Sie sich selbst?

Der dritte Satz der Kraft

**Mehr Achtsamkeit hilft mir dabei,
wacher zu werden.**

Der Satz der Kraft, der sich aus dem vorangegangenen Kapitel ergibt.

Bitte meditieren Sie, liebe Leserin, lieber Leser, einige Minuten über diesen Satz:

**Mehr Achtsamkeit hilft mir dabei,
wacher zu werden.**

Dann legen Sie Ihre Hand bitte auf den Umriss meiner Hand auf der nächsten Seite und sprechen hörbar dreimal:

**«Mehr Achtsamkeit hilft mir dabei,
wacher zu werden.»**

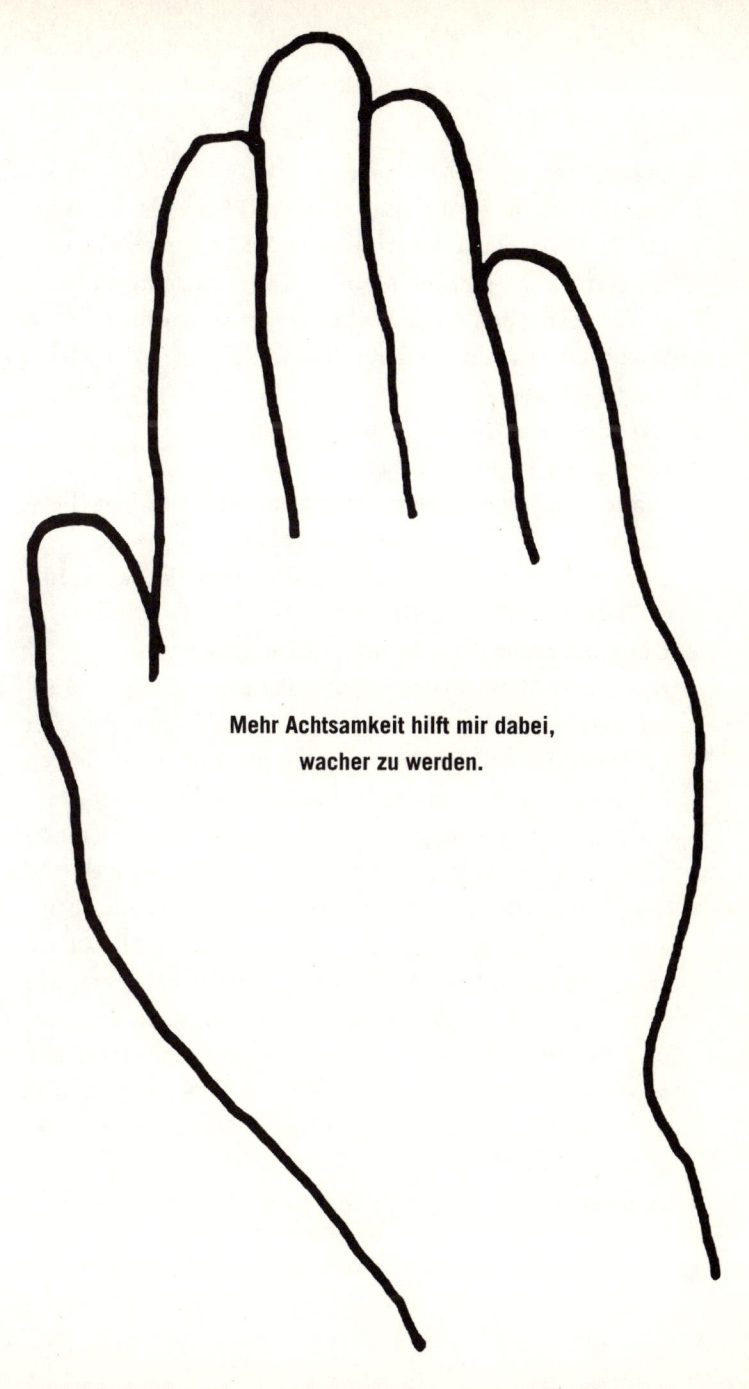

**Mehr Achtsamkeit hilft mir dabei,
wacher zu werden.**

Vierte Zusammenfassung

▲ Es gibt ein Erwachen ins Leben.

Dieses Erwachen ist auf einer anderen Ebene als das morgendliche Erwachen aus nächtlichem Schlaf. Sehr viele, womöglich sogar die meisten Menschen verschlafen ihr Leben, zum Beispiel betäubt durch Süchte. Und wenn sie nicht durch Suchtsubstanzen selbst betäubt sind, sind sie sediert durch ihr Verlangen danach.

▼ Das gilt beispielsweise auch für Nikotin.

▲ Daraus gibt es ein Erwachen.

▲ Tatsächlich gibt es ein Erwachen aus sämtlichem betäubenden Tun.

Das, sagen die Buddhisten und meine ich auch, ist das eigentliche Ziel menschlichen Daseins.

▲ Der Schläfer muss erwachen, heißt es daher.

▼ Fragt sich nur, wann der Schläfer dies tut.

▲ Mit dem Rauchen aufzuhören ist jedenfalls ein kraftvoller Schritt in die richtige Richtung. Angenommen, wir lebten bereits ein Leben vor diesem Leben, vielleicht sogar ein Vorvorleben. Angenommen, wir leben viele Leben, erlebten viele Tode, reisten durch Welten zwischen Leben und Tod, wurden wiedergeboren, um zu leben und zu sterben – angenommen, wir haben lange Zeiten wie im Halbschlaf erlebt, waren auch schon mehrfach süchtig, haben vor uns hin gedämmert, uns abzulenken versucht, haben versucht, uns die Zeit mit irgendwas und irgendwie zu vertreiben, haben unsere Tage wie betäubt erlebt – angenommen, dies war so und ist so, wäre es dann nicht langsam an der Zeit aufzuwachen?

▲ Wäre es nicht genau jetzt an der Zeit aufzuwachen?

▲ Wäre es nicht herrlich, sich vollständig wach selbst wahr-zunehmen?

▲ Wäre es nicht wunderbar, vollständig wach zu hören, zu sehen, zu riechen, zu tasten und zu schmecken?

▲ Daher der dritte Satz der Kraft und die Aufforderung, durch mehr Achtsamkeit wacher zu werden.

Luft rauchen

Wie kommen Sie bei der Suchtüberwindung voran?

Ich gehe natürlich davon aus, dass Sie nach wie vor auf die beschriebene Art Ihre Zähne putzen, die Methode «Nichtraucher im Schlaf» praktizieren, die Affirmation täglich einklopfen und dann nach einem zeitlichen Abstand von mindestens einer Stunde mit den Kraftsätzen befassen.

Ich darf also davon ausgehen, dass Sie eindeutig damit beschäftigt sind, sich zur Nichtraucherin, zum Nichtraucher zu wandeln.

Großartig! Sie sind auf dem Weg. Das freut mich wirklich sehr.

Sie legen eine zur Last gewordene Gewohnheit ab. Das ist nicht leicht, auch wenn es sehr erleichternd wirkt.

Setzen Sie noch folgende Methode zur Verstärkung ein:

Wenn Sie Lust auf eine Zigarette haben, dann transformieren Sie diese Lust, indem Sie stattdessen Luft rauchen.

Ja, Sie haben richtig gehört, klingt blöd, ist aber ernst gemeint.

Tatsächlich nur Luft – nämlich auch ohne eine unangezündete Zigarette zwischen den Lippen. Manche Menschen versuchen das Rauchen zu lassen, indem sie an unangezündeten Zigaretten ziehen. Und stecken sie eher früher als später dann doch an. Das ist frustrierend und verlängert nach meiner Kenntnis eher den Leidensweg, denn wenn man schon eine Zigarette im Mund hat, will man sie auch rauchen.

Nein, ich meine: Luft rauchen. Mit gespitzten Lippen, als würde sich eine Zigarette dazwischen befinden, doch ist dies nur eine imaginäre, denn tatsächlich rauchen Sie Luft. Sie inhalieren Luft, als wäre dies Rauch, halten die Luft wie Rauch in Ihrer Lunge und blasen die Luft dann auch wie Rauch wieder aus.

Genauso, als würden Sie tatsächlich rauchen. Etwa für die Dauer einer Zigarette. Und das so bewusst wie möglich.

Wenn Sie das komisch finden – dann lachen Sie, um anschließend weiter Luft zu rauchen und ein besonderes Gespür für das Rauchen von Luft und den Genuss daran zu bekommen.

Wenn Sie dann wieder eine Zigarette rauchen wollen – tun Sie es. Doch rauchen Sie diese so bewusst wie möglich, um den Unterschied zum Luftrauchen möglichst deutlich zu spüren.

Auch dies ist eine Kardinalmethode zum Überwinden der Nikotinsucht.

Die Persönlichkeit als Eisberg

In der Psychologie gibt es das Eisbergmodell der Persönlichkeit. Nur ein geringer Teil der Persönlichkeit ragt gemäß dieser Betrachtung sichtbar aus der Oberfläche des Ozeans. Das ist der für den betreffenden Menschen selbst wahrnehmbare Teil – zusammengesetzt aus Empfindungen, Gedanken und Erkenntnissen über sich selbst, jede Menge persönlichen Erinnerungen und dem nach außen abgegebenen Persönlichkeitsbild.

Dieses deckt sich vielleicht ganz gut mit dem, was andere Menschen in der betroffenen Person sehen. Dann ist das Selbstbild wahrscheinlich stabil, und die Person vermag mit sich selbst im Einklang zu leben.

Oder Innen- und Außensicht sind sehr unterschiedlich. Dann sind Konflikte fast vorgegeben, und das Selbstbild muss ständig nachjustiert werden. Ein vergleichsweise anstrengendes Dasein.

Wann neigt ein Mensch zu Sucht und Suchtmustern in seinem Verhalten? Rein statistisch gesehen gibt es darauf eine Antwort. Gewisse Persönlichkeitstypen, behaupten Suchttherapeuten, haben eine erhöhte Neigung zur Abhängigkeit. Diese Menschen werden leichter süchtig und bleiben es tendenziell auch länger. Und es ist naheliegend, Personen, deren Innen- und Außensicht sehr unterschiedlich ist, zu dieser Risikogruppe vermehrt Abhängiger zu zählen. Naheliegend, oft auch nicht falsch – gleichzeitig aber irreführend.

Man kann lange über Persönlichkeitstypen, Charakterkategorien oder auch die Sternzeichen der Astrologie sprechen, sich in Schubladen einsortieren und dann fragen, was bringt mir das jetzt?

Ziemlich sicher wenig bis nichts, solange ich mich selbst destruktiv sehe, nämlich als Mängelexemplar mit einer Mängelliste in der Hand. Ach, ja, ich bin der und der Typ. Schizoid, hysterisch, depressiv, manisch, irgendwie auch narzisstisch leicht gestört, zwanghaft ja irgendwie auch, manchmal auch paranoid oder einfach nur ängstlich. Mir fehlt daher dies und auch das. Deshalb kann ich manches gar nicht so gut, kranke manchmal auch daran, und süchtig nach allem Möglichen bin ich ja sowieso.

Schubladen sind verführerisch, und einige Menschen sind süchtig danach, sich ständig in eine zu stecken.

Diese Schubladen sind wie Särge. Man liegt scheinbar ganz bequem darin. In der Regel aber ganz schön tot. Und das eben genannte Erwachen rückt in weite Ferne.

Lebendigkeit ist etwas anderes. Lebendigkeit wird genährt durch das Bewusstsein, im Rad des Lebens zu sein, um sich selbst zu erfahren und in der Selbsterfahrung zu erkennen.

Im Kick, den die erste Zigarette am Morgen gibt, erfährt sich der Raucher auch selbst. Der schlechte Geschmack im Mund nach der zwanzigsten Zigarette dient gleichermaßen seiner Selbsterfahrung wie die Tatsache, dass er den Duft von Rosen nach langjährigem Rauchen nur noch eingeschränkt oder gar nicht riechen kann. «Die riechen nicht», behauptet er dann und wundert sich, wenn man ihm widerspricht. Und auch das ist Selbsterfahrung. Es ist zweifelsfrei auch Selbsterfahrung, wenn man nach einigen Gläsern zu viel erbrechend über der Kloschüssel hängt und sich so mies fühlt, dass man zumindest der Vorstellung nach am liebsten sterben will. Und die Bewohner von Crack- und Crystal-Höhlen machen auch jede Menge Erfahrungen mit sich selbst.

Fragt sich nur, wo diese Erfahrungen einen in der Konsequenz hinführen und in wie weit sie dem Erkennen des Selbst dienen.

Daher meine Frage an dieser Stelle: Wozu sind eigentlich welche Erfahrungen gut?

Das Unbewusste und die Sucht

Um sich der Beantwortung dieser Frage anzunähern, hilft es, das Eisbergmodell der Persönlichkeit erneut zu betrachten. Es gibt ja noch den Teil unterhalb der Oberfläche. Wenn man aus seitlicher Sicht von schräg oben darauf blickt, so sieht man klar und deutlich den aus dem Wasser aufragenden Teil, verschwommen jedoch nur den unterhalb der Oberfläche befindlichen Rest. Er erscheint weit nach unten zu gehen. Ein Ende ist nicht in Sicht.

Wenn wir dieses Bild auf uns selbst anwenden, wird es interessant. Nur ein geringer Teil unseres Selbst ist uns bewusst. Wir wissen, da ist noch mehr, noch viel mehr, doch was das genau ist, ahnen wir womöglich nur. Als Menschen, wie alle anderen Menschen auch, sind wir komplex, manchmal auch kompliziert, und so sehen wir uns auch in der Regel.

In der Psychologie wird der Teil unserer Persönlichkeit unterhalb der Oberfläche des Bewusstseins als Unterbewusstsein bezeichnet oder noch knapper Es genannt. Das Es. Fragt sich nur, ob Es-Dur oder es-Moll, denn Menschen haben so etwas tatsächlich: eine Grundstimmung wie in der musikalischen Tonalität – nicht so ernst und heiter oder weniger heiter und dafür ernster, eher optimistisch oder eher pessimistisch.

Zu den Stimmungen der individuellen Persönlichkeit und den jeweiligen Charaktertypen hat die Psychologie sehr viel zu sagen, doch was das Unterbewusstsein, was das Es eigentlich ist, dazu wenig bis gar nichts.

Umso mehr hat die Reinkarnationstheorie dazu zu bemerken. Demnach ist das Unterbewusste der Bereich der Persönlichkeit, in dem Erinnerungen aus Vorleben und unbewusst verarbeitete Erfahrungen aus diesem Leben aufbewahrt werden. Die Erinnerungen und Erfahrungen aus Vorleben plus die unbewusst verarbeiteten Erfahrungen aus diesem Leben ergeben eine Summe aller individuellen Erfahrungen und Erinnerungen, wobei die Begriffe «Erfahrungen» und «Erinnerungen» eigentlich als Synonyme verwendbar sind. Jedenfalls erwächst aus dieser Summe die Grundstimmung einer Persönlichkeit. Ob ein Mensch eher zu Melancholie neigt oder kein Kind von Traurigkeit ist, ergibt sich demnach aus der Summe.

Aber was ist mit den bewussten Erinnerungen und Erfahrungen? Spielen die etwa keine Rolle? Sicher, lautete die Antwort, natürlich sind die bewussten Erinnerungen und Erfahrungen wichtig – allerdings weit weniger wichtig, als die meisten Menschen meinen. Die bewussten Erinnerungen und Erfahrungen bilden eine Art Sahnehäubchen der individuellen Persönlichkeit. Doch wie ein Mensch sich mit seinen bewussten Erinnerungen und Erfahrungen tatsächlich hält und verhält, ergibt sich vor allem aus seinem Unterbewusstsein.

Das gilt auch für den Umgang mit Süchten.

Der vierte Satz der Kraft

**Alle meine Erfahrungen haben mich genau dahin geführt,
wo ich mich jetzt befinde.**

So lautet der nächste Satz der Kraft, der sich aus den vorigen
Kapiteln wiederum folgerichtig ergibt:

**Alle meine Erfahrungen haben mich genau dahin geführt,
wo ich mich jetzt befinde.**

Bitte meditieren Sie, liebe Leserin, lieber Leser, auch über
diesen Satz einige Zeit, um dann Ihre Hand auf den Umrissen
meiner Hand auf der nächsten Seite zu platzieren und den
Satz möglichst bewusst und gut hörbar dreimal hintereinander auszusprechen:

**«Alle meine Erfahrungen haben mich genau dahin geführt,
wo ich mich jetzt befinde.»**

Auch dies kann an mehreren Tagen wiederholt werden.

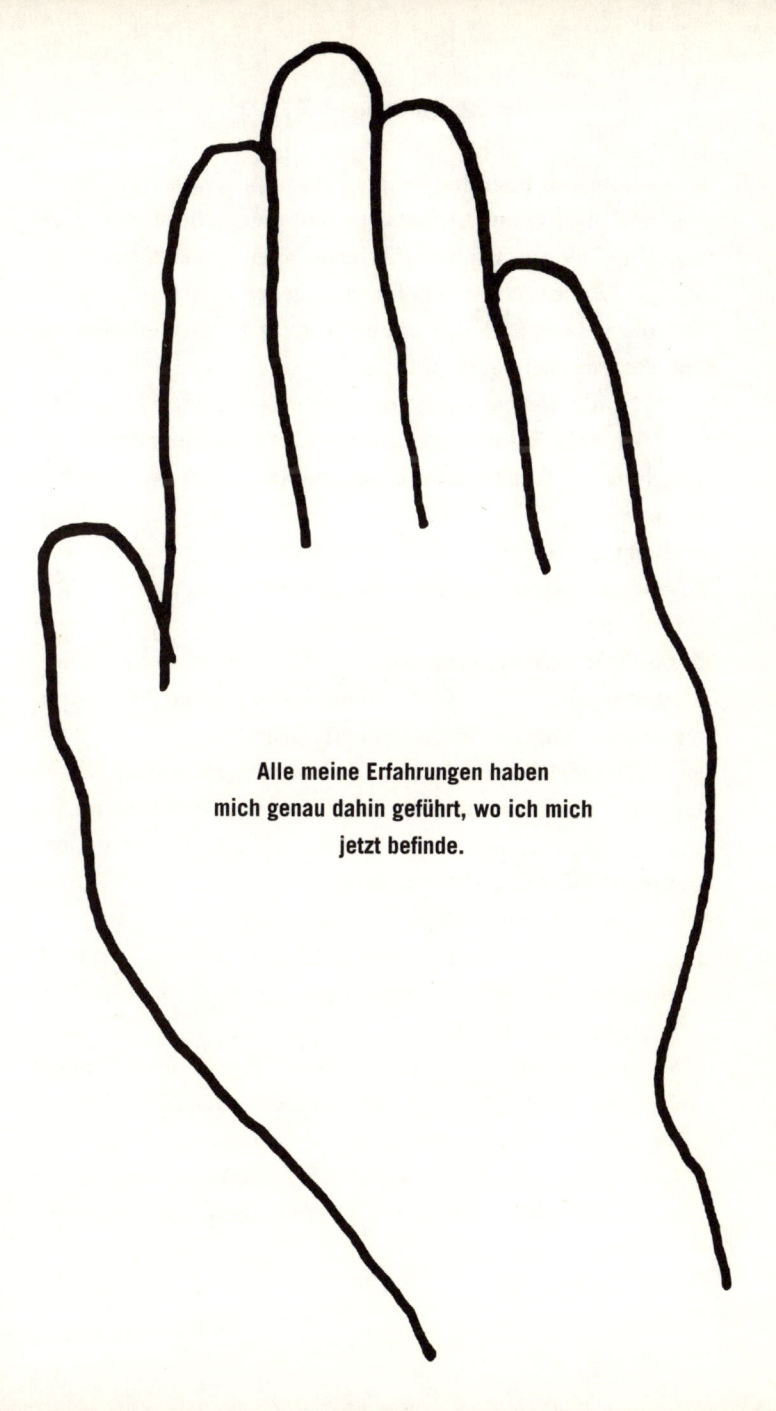

Alle meine Erfahrungen haben
mich genau dahin geführt, wo ich mich
jetzt befinde.

Fünfte Zusammenfassung

Was wissen wir über uns selbst? Womöglich zu wenig.

Jedenfalls wissen wir, dass wir sehr viel nicht wissen, weil uns sehr viel unbewusst ist. Und wenn wir uns darüber wundern, so wundern wir uns immer wieder auch über eigenes Verhalten, welches, für uns selbst überraschend, von unserem Unterbewusstsein gesteuert wird. Wir wundern uns über eigene Handlungen, die uns unlogisch erscheinen, die wir als schädlich empfinden, die für andere und uns selbst im Ergebnis schmerzhaft sein können. Und wir fragen uns, warum tun wir das?

▲ Unser ICH fragt sich, was unser ES eigentlich vorhat?

▼ Warum haben wir uns beispielsweise eine Sucht angewöhnt?

Das Sahnehäubchen unserer Persönlichkeit, also unser Bewusstsein, findet Antworten darauf, doch diese Antworten verweisen immer auf tiefer liegende Gründe und Begründungen, nämlich auf unbewusste Erinnerungen, verborgen in der Tiefe unseres Unterbewussten. Erfahrungen, die uns im Strom unseres Daseins womöglich vor langer Zeit zuteilgeworden und bis heute wirksam sind.

▼ Zum Beispiel als Verhaltensmuster der Abhängigkeit.

▲ All unser Verhalten, so rätselhaft und fremd es uns auch vorkommen mag, ist doch zu etwas gut, nämlich zur Erkenntnis unseres Selbst.

▲ Sämtliche jemals gemachten Erfahrungen, die all unser Tun, all unsere Unterlassungen und all unser Wollen und Wünschen jemals geprägt und vor allem unbewusst initiiert haben, haben uns genau dahin gebracht, wo wir uns heute befinden. Nämlich in diesem Leben, mit diesen Le-

benschancen und Lebensproblematiken. Und den gegenwärtigen Süchten. Denn eine kommt auch nur selten allein.

▲ Und diese Tatsache gilt es vollständig zu akzeptieren.

▲ Daher der vierte Satz der Kraft mit der Aussage, dass alle
Erfahrungen einen genau dorthin geführt haben, wo man
sich jetzt befindet.

▲ Und während Sie, liebe Leserin, lieber Leser, darüber meditieren, rauchen Sie zwischendurch doch einfach mal
Luft. Das hilft. Nicht nur für einen klareren Kopf.

Langeweile und Sucht

Manche Menschen finden bestimmte andere Menschen langweilig. Immer wieder begegnen mir Leute, die bei anderen Leuten das große Gähnen kriegen. Sie zeigen, wie entsetzlich sie sich langweilen, und denken, sie haben die Berechtigung dazu, weil diese Menschen ja wirklich schrecklich langweilig sind. Und für geradezu schmerzhaft langweilig werden all jene Menschen befunden, die auf ihre Gesundheit achten.

Was, du rauchst nicht, du trinkst nicht, du drückst kein Heroin, kokst nicht, ziehst dir auch kein Crystal Meth rein – hey, Mann, bist du krank oder was?

Ne, ganz einfach gesund.

Ist das langweilig, Mann ...

So reden sie, die Apologeten der Sucht und Selbstzerstörung. Sie finden es okay, als Teenager so viel Alkohol zu trinken, dass sie später womöglich minder intelligente Kinder zeugen oder gebären. Krankheit und Tod, auch gut, solange man vorher unterhaltsam durchs Leben rauschen kann.

Was soll man dazu sagen?

Wenn man sich in der Endlichkeitsfalle des Lebens gefangen sieht, eingeklemmt zwischen Geburt und Tod, so geben einem der Rausch und die rauschhafte Selbstentgrenzung scheinbar die Möglichkeit, diesem Gefängnis zu entfliehen, und das ist ein genauso spektakulärer wie zunehmend schmerzhafter Irrtum. Je deutlicher der Irrtum wird, umso rechthaberischer klammern sich die meisten Süchtigen daran. Menschen mit gesünderen Lebensimpulsen – alles Langweiler.

Ich sehe es genau umgekehrt – Das sich Wegrauschen aus dem Dasein habe ich mit einer ermüdenden Häufigkeit beobachten dürfen, und die immer gleichen Akte der Selbst-sabotage und -zerstörung haben zunehmend durchs bloße Beobachten eine sedierende Wirkung auf mich. Belebend und in diesem Sinne spannend finde ich dagegen die Schritte zur Genesung, also den Weg der Befreiung von der Sucht und die daraus resultierende Freiheit selbst. Diese Freiheit gewinnt ihre grandiose Note angesichts der Sterblichkeit des biologischen Körpers und womöglichen Unsterblichkeit des Geistes.

Diese Freiheit ist hochinteressant, und Menschen, die diese Freiheit leben, finde ich in höchstem Maße spannend und inspirierend. Gesunde Menschen, so sehe ich das, sind daher alles andere als langweilig. Und Gesundheit selbst ist eine reizvolle wie faszinierende Möglichkeit, die aus einem Leben mit gesünderen Gedanken, gesünderen Gefühlen und gesünderen Neigungen und Taten erwächst.

Keine Angst also vor einem Dasein als Nichtraucher. Dann wird es erst so richtig spannend. In diesem Sinne der folgende fünfte Satz der Kraft.

Der fünfte Satz der Kraft

**Ich genieße das Abenteuer meines Lebens und erfreue mich
am Dasein in dieser Welt.**

Bevor wir weiter über Gesundheit und gesunde Impulse sprechen und dafür unseren Willen erwecken, um scheinbar aus-
sichtslose Angelegenheiten in aussichtsreiche zu verwandeln,
bitte ich Sie, liebe Leserin, lieber Leser, einen Moment inne-
zuhalten, um den fünften Satz der Kraft zu tanken:

**Ich genieße das Abenteuer meines Lebens und erfreue mich
am Dasein in dieser Welt.**

Meditieren Sie einige Zeit über dessen Inhalt und legen dann
Ihre Hand auf den Umriss meiner Hand auf der nächsten Seite
und sagen dreimal hörbar:

**«Ich genieße das Abenteuer meines Lebens und erfreue mich
am Dasein in dieser Welt.»**

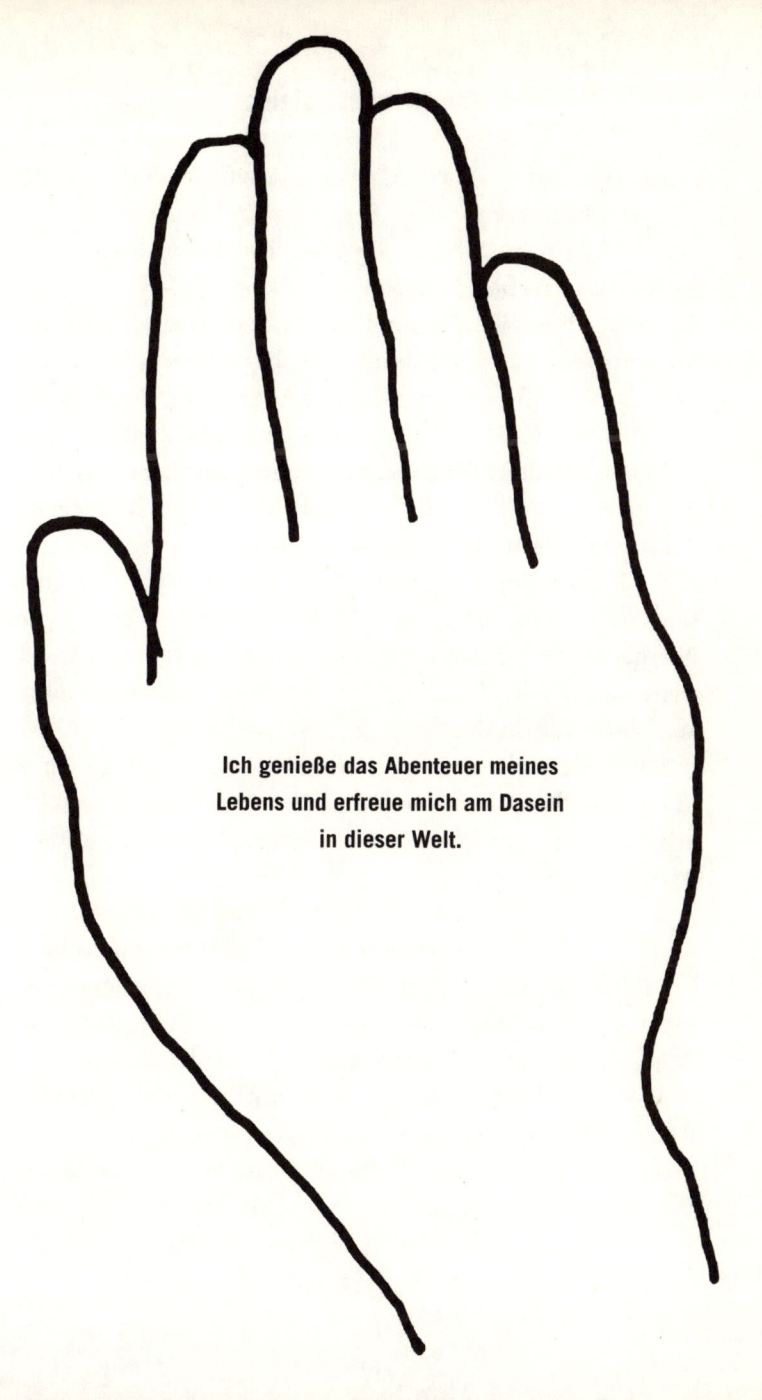

Ich genieße das Abenteuer meines
Lebens und erfreue mich am Dasein
in dieser Welt.

Zum Willenstraining

Der Wille, heißt es, ist ein geistiger Muskel. Wird er nicht trainiert, erlahmt er.

Jedes Mal, wenn Sie, liebe Leserin, lieber Leser, den Vorsatz hatten, das Rauchen aufzugeben, und doch rückfällig geworden sind, schwächten Sie Ihren Willen. Schon wieder, dachten Sie, war die Sucht stärker als ich. Und ihr Wille stand ziemlich lausig da. Vor allem in Ihren eigenen Augen, denn Ihre Freunde und Ihre Familie hatten durchaus Verständnis dafür.

Was auch immer das Umfeld denkt, was Sie denken, ist viel wichtiger. Und wenn Sie Ihren Willen als schwach ansehen, dann kümmert er auch genau so vor sich hin.

Da hilft es Ihnen wahrscheinlich auch nur wenig, wenn Mediziner sagen, die Sucht nach Nikotin ist die schlimmste überhaupt, denn Nikotin hat das höchste Suchtpotenzial von allen Suchtstoffen. In diesem Sinne ist Nikotin noch potenter als Heroin und die übrigen Opiate.

Okay, vielleicht ist es doch ein schwacher Trost in einer Phase, wo der Wille stärker wird. Gestärkt durch die bereits genannten und praktizierten Methoden, Meditationen und Betrachtungen.

Eine weitere Methode kann in diesem Zusammenhang sehr hilfreich sein. Sie ist eine Herausforderung auf körperlicher wie geistiger Ebene, also eine körperliche und eine mentale Anstrengung. Die Rede ist von einer abgewandelten Yoga-Übung, nämlich Utkatasana, der Hockstellung.

Eigentlich hockt man sich dafür mit möglichst geradem Rücken und dabei nach vorn gereckten Armen auf einen imaginären Stuhl, um diese Stellung in drei leicht veränderten Variationen einige Sekunden lang zu halten.

Im Zusammenhang dieses Buches gilt es jedoch mit geradem Rücken an einer Wand in die Hockstellung zu gleiten – optimalerweise bis Ober- und Unterschenkel einen rechten Winkel zueinander bilden. Doch mit rechtwinkeligen Schenkeln zu hocken ist sehr schwer, daher ist es ratsam, mit einem größeren Winkel zu beginnen, also nicht ganz so tief zu gleiten.

Um dann wie bei Utkatasana die Arme in gerader, horizontaler Linie vom Rumpf weg nach vorn zu recken. Ob die Fäuste dabei geschlossen oder die Handflächen flach gehalten werden, ist dabei nicht so wichtig.

Wichtig ist, dass mit den Augen ein entfernter Punkt fixiert wird – und zwar möglichst, ohne zu zwinkern. Tatsächlich sollen die Augen offen gehalten werden, bis sie schließlich tränen und noch darüber hinaus – falls die Stellung so lange gehalten werden kann (was allerdings zumindest am Anfang eher unwahrscheinlich ist).

Die so gehaltene Hockstellung ist extrem anstrengend.

Anstrengend, weil die Muskeln im Oberschenkel ziemlich schnell schmerzen oder zittern oder beides auf einmal.

Anstrengend, weil die Arme sehr schnell schwer werden und man sie sinken lassen möchte.

Anstrengend vor allem aber, weil es sehr schwierig ist, die Augen offen zu halten, ohne zu zwinkern.

Tun Sie all dies dennoch. Am besten täglich. Und immer ein bisschen länger, als Sie zu können glauben. Damit trainieren Sie Ihre Bein- und Armmuskulatur, vor allem aber den Muskel Ihres Willens.

Dieses Training können Sie sicher gut gebrauchen.

Es ist keine unverzichtbare Kardinalpraktik im Zusammenhang dieses Buches. Sie können Ihre Nikotinsucht überwinden, ohne dies zu üben. Doch hilft es sehr, wenn Sie es tun.

Was der Wille kann

Auch wenn das Unterbewusstsein große Macht hat – der bewusste Wille eines Menschen kann wahre Wunder vollbringen. Und dieses Buch wird nicht zuletzt auch dazu dienen, den eigenen Willen auf wundersame Weise zu konzentrieren. Wer seine Sucht satthat und seinen Willen darauf richtet, sie zu überwinden, schafft das sehr sicher auch.

Vor allem, wenn man die Methode kennt, wie man sich das Rauchen im Schlaf abgewöhnt, und diese Praktik auch anwendet, zusätzlich täglich die Affirmation einklopft, immer mal wieder Luft raucht und die Hockstellung übt.

Kleine Zwischenfrage: Tun Sie das, liebe Leserin, lieber Leser? Falls nicht, fangen Sie am besten noch heute Abend damit an.

Unabhängig davon gibt es hilfreichere und weniger hilfreiche Voraussetzungen für die Konzentration des eigenen Willens und die Überwindung der Sucht. Und darum geht es hier zunächst: um diese Voraussetzungen.

Eine ungünstige Voraussetzung ist, das eigene Dasein als sehr begrenzt anzusehen. Wenn man sowieso in sehr überschaubarer Zeit final tot ist und sich danach auch geistig nichts mehr regt, kann man sich zu Lebzeiten eigentlich alles erlauben. Wenn es kein Nachher gibt, kann man entspannt die Welt verpesten – mit Gift wie mit Zynismus. Wenn die Zukunft mit dem Ableben endet, gibt es eigentlich ja keinen

Grund, Geist und Seele möglichst rein zu halten, sie also nicht mit Suchtmustern zu kontaminieren. Rein logisch gesehen.

Menschen agieren nicht logisch, daher erscheint es nur bedingt sinnvoll, diese Diskussion mit mathematischer Konsequenz zu führen. Tatsächlich gibt es jede Menge individueller Gründe, die sich aus dem gelebten Leben selbst ergeben, die nahelegen, eine womöglich langjährige Sucht zu überwinden. Vielleicht fühlt man sich als Folge einer Sucht bereits krank und befürchtet, die eigene Gesundheit nachhaltig zu schädigen. Vielleicht hat die Sucht bereits sehr negative Auswirkungen in sozialem Sinne. Vielleicht kostet sie mehr Geld, als man verdient, und gefährdet darüber hinaus das Arbeitsverhältnis. Sehr leicht möglich bei Alkohol- oder Drogenmissbrauch. Und das ist mehr als ein guter Grund, diese Sucht zu überwinden.

Was der betroffenen Person hoffentlich auch gelingen wird – trotz der eher ungünstigen Voraussetzung einer sehr wenig nachhaltigen Sicht auf das eigene Dasein.

Umso hilfreicher ist eine nachhaltige Perspektive für die individuelle Existenz, die ein Dasein jenseits der Körperlichkeit zumindest nicht kategorisch ausschließt und somit, wie bereits erwähnt, einen viel weiteren existenziellen Horizont eröffnet und damit auch eine nachhaltigere Sicht auf das eigene Selbst. Wenn wir tatsächlich über den Tod hinaus existieren, können wir uns im Leben eine Sucht umso weniger leisten. Oder wollen wir, dass uns Suchtimpulse noch darüber hinaus zu schaffen machen?

Sechste Zusammenfassung

Geburt und Tod kennzeichnen die Grenzen des Lebens.

▼ Diese Grenzen können eng erscheinen und zu fatalistischen Vorstellungen führen.

▼ Ich sterbe ja sowieso, warum den Körper pflegen und gesund halten, wenn ich ohnehin in absehbarer Zeit in die Grube hüpfe? Da kann ich auch gleich Drogen nehmen. So baue ich wenigstens auf eine unterhaltsamere Weise ab.

▼ Wenn das Leben begrenzt ist, ist auch aller Spaß begrenzt. Grenzenlos ist vielleicht nur der Rausch. Mal sehen, was es auf dem Markt für Entgrenzungsmittel gibt.

Nachvollziehbare Gedanken – in persona zu besichtigen im Morgengrauen nach einer langen und lauten Samstagnacht im lokalen Club, wenn dessen erfolgreich entgrenzte Besucher nach draußen taumeln und dem umso begrenzter erscheinenden Sonntag entgegensehen.

Vorübergehend macht das alles einen Riesenspaß, aber leider nur vorübergehend, denn auch dieser Spaß ist begrenzt, und sei es zeitlich. Wer die zeitliche Begrenzung nicht akzeptiert und die ewige Party sucht, hat schnell ein dauerhaftes Problem, welches sich als umso nachhaltiger begrenzend erweist.

▲ Nachhaltig entgrenzend und daher dauerhaft abenteuerlich ist daher die folgende Haltung: Dieses Leben ist natürlich begrenzt, doch das Dasein an sich ist so wenig begrenzt, wie dem Geist an sich Grenzen gesetzt sein können, denn die ureigene Natur des Geistes ist Weite, auch Liebe genannt.

Der individuelle Geist aber, so habe ich geschrieben, ist in den Mantel der Seele gehüllt, gewoben aus sämtlichen individuellen Erfahrungen.

▼ Negative individuelle Erfahrungen bewirken Enge, auch Angst genannt.

▲ Positive individuelle Erfahrungen erzeugen Weite, also Liebe.

▲ Zwischen Liebe und Angst bewegt sich jedes Individuum. Wieder und immer wieder.

▲ Die Summe all dieser Erfahrungen bildet das feine Gewebe des Mantels der Seele. Wenn ein Mensch vor allem Erfahrungen von Angst und mangelnder Liebe macht, so wird sein Seelenmantel dadurch enger wie ein Kleidungsstück, geschrumpft bei zu heißen Waschgängen. Um durch Liebe jedoch immer wieder aufs Neue geweitet zu werden.

Enge und Weite, also alle Erfahrungen von Liebe und alle Angsterlebnisse erschaffen den individuellen Lebensweg. Es gibt gerade Lebenswege und gewundene. Lebenswege, die bergab zu führen scheinen oder bergauf. Heilsame Lebenswege, weniger heilsame und ungesunde. Und Lebenswege, die von Abhängigkeiten und Süchten bestimmt scheinen.

▲ Wie ein Lebensweg verläuft und wohin er womöglich führt – geprägt wird er vor allem vom ES, denn das Unterbewusste ist dominanter als das ICH.

▲ Und hieraus erwächst die Spannung des Lebens: der Gegensätzlichkeit von Liebe und Angst und dem widersprüchlichen Zusammenwirken von ES und ICH.

Fein, dann bin ich also schon lange und noch lange unterwegs – von einem Leben ins nächste, getrieben von meinem ES bin ICH. Klingt eigentlich auch wenig attraktiv – aber nur, weil weitere heilsame Überlegungen fehlen.

Eine ist diese:

▲ Ich habe mir dieses Leben ausgesucht, muss es mir ausgesucht haben, sonst wäre ich nicht hier. Nicht in diesem

Körper, in dieser Inkarnation also. Ich weiß vielleicht nicht mehr, warum ich diesen Körper und dieses Leben gewählt habe, doch wird mich beides angezogen haben. Beides muss einen Reiz auf mich ausgeübt haben. Deshalb bin ich da.

▲ Daher mache ich nun das Beste daraus, nehme das Abenteuer meines Lebens an und genieße mein Dasein in diesem Leben. So lautet auch der fünfte Satz der Kraft.

▲ Das größte Abenteuer ist das eigene Bewusstsein. Je klarer dieses Bewusstsein, umso größer das Abenteuer individuellen Daseins.

▼ Drogen vernebeln das Bewusstsein. Auch Nikotin verkleistert es.

▲ Heilsam ist es, seinen Willen darauf zu richten, im Überwinden von Abhängigkeiten den Nebel zu lichten. Kraftvoll und willensstark auf dem Weg des Erwachens, zunächst aus der Sucht.

▲ Heilsam ist es, den eigenen Willen zu trainieren wie einen Muskel, zum Beispiel durch das Üben der Hockstellung.

Zeichen der Heilung

Damals in der Schule – neunte, zehnte Klasse. Telefonnummern von Mitschülern wurden grundsätzlich mit dem Kugelschreiber auf den Arm geschrieben. Manchmal auch Formeln für den Mathetest. Oder die unzähligen Herzen, die sich junge Liebende gegenseitig auf die Unterarme malten. Wahrscheinlich heilsamer als die Formeln zum Schummeln bei der Klassenarbeit.

Aber was auch immer man auf den Unterarm schreibt: Es hat eine Wirkung. Und sei es, dass damit etwas erinnert wird, was sonst vergessen worden wäre.

Allerdings gibt es auch ziemlich abgedrehte Wirkungen von Betextungen der Haut. Die spirituellen Folgen von Tattoos und Brandmalen lassen wir an dieser Stelle besser weg. Wahrscheinlich ist es jedoch deutlich heilsamer, sich ein Jesusbild auf den Bauch tätowieren zu lassen als einen Hitler auf die Pobacke, und ein Stacheldraht-Tattoo am Hals ist ziemlich sicher auch ungesünder als die Blume des Lebens auf der linken Schulter.

Ein Bekannter von mir, Homöopath und Mediziner, überraschte mich vor vielen Jahren mit der Erkenntnis, dass man ein homöopathisches Mittel nicht nur als Globuli verabreichen könne, sondern auch als informierte Scheckkarte, die dann natürlich nicht wie Globuli gelutscht würde, sondern einige Tage direkt am Leib zu tragen sei. Und das hilft tatsächlich, wie ich dann im Eigenversuch festgestellt habe.

Der gleiche Arzt meinte einige Jahre später: «Ich darf's ja nicht laut sagen, weil mich dann jeder für verrückt hält, aber kürzlich brauchte eine Patientin dringend Sepia D30. Das Gerät zum Informieren der Scheckkarten war kaputt, die Sepia-

Globuli auch ausgegangen, da habe ich der Patientin einfach Sepia D30 mit einem Kugelschreiber auf den Arm geschrieben. Und was glaubst du?»

«Es hat geholfen», erwiderte ich.

«Genau», erwiderte er.

«Überrascht dich das?», fragte ich nach.

«Nicht wirklich», erwiderte er und grinste. «Und dann wieder doch. Ist irgendwie ja auch total verrückt.»

So verrückt, so plausibel und gleichzeitig auch wieder nicht ist die folgende Körperbeschriftung, die ich Ihnen, liebe Leserin, lieber Leser, nun als weiteres Instrument zur Überwindung Ihrer Nikotinabhängigkeit nahebringen möchte.

Es ist okay, wenn Sie das seltsam finden.

Es schwächt die Wirkung auch nicht im Geringsten, wenn Sie sich darüber lustig machen. Hauptsache, Sie nehmen nun einen Kugelschreiber und malen die nachstehende Zeichenfolge

$$\equiv \text{IHS}\infty\text{XPS} \equiv$$

auf Ihren Unterarm. Falls Sie Rechtshänder sind auf den linken, als Linkshänder auf den rechten. Auf welchem Unterarm die Zeichen landen, ist egal. Solange es der untere Arm ist und nicht das Bein oder irgendeine andere Körperzone. Und Sie sollten einen Kugelschreiber benutzen und nicht etwa einen Bleistift oder einen Edding.

Nachdem die Schrift durch mehrmaliges Duschen vollständig verblasst ist, schreiben Sie sich die Zeichen erneut auf den Arm. Wieder und wieder. Bis Sie das Rauchen einige Wochen gelassen haben.

«Prima», denken Sie wahrscheinlich, «wenn das so einfach ist», und wollen nun wissen, was die Zeichen bedeuten.

Sorry. Das lässt sich nicht in Worte fassen. Der Versuch, dies doch zu tun, bewirkt, was Gelächter darüber nicht vermag. Es schmälert die Wirkung.

«Okay», wenden Sie jetzt vielleicht im Geiste ein. «Geheimniskrämerei dieser Art mag ich gar nicht.»

Verstehe ich. Ich eigentlich auch nicht. Die Alternative ist nur, diese Sache zu lassen. Ihre Entscheidung. Mit Logik kommt man hier jedenfalls nicht weiter.

Reden, Meinen, Tun

Vom großen Vergessen am Anfang des Lebens war schon die Rede. Über Amnesie am Lebensanfang kann man nur sprechen, wenn man von einem Dasein vor diesem Leben ausgeht. Eine allgemein bekannte Begleiterscheinung eines jeden gelebten Lebens ist jedenfalls, dass sich in dessen Verlauf Erinnerungen bilden und auch die Fähigkeit wächst, diese Erinnerungen sprachlich mitzuteilen.

Das Baby plappert, das Kind beginnt zu sprechen, der Jugendliche reflektiert sich mit Sprache. All das gehört zum Leben dazu. Doch wie wach ein Mensch in der jeweiligen Phase seines Daseins eigentlich ist, ist damit noch nicht festgestellt. Viele Erwachsene reden dahin, wissen aber nicht, was sie sagen.

Beispielsweise reden sie von der Liebe, sagen, dass sie lieben, versprechen immer zu lieben, heiraten und lassen sich ziemlich schnell wieder scheiden. Sie versprechen, sich um ihre Kinder zu kümmern, verlassen sie aber, ohne ihr Versprechen zu erfüllen, so wie sie es eigentlich beabsichtigt hatten. Sie wollen Freundschaften pflegen, doch wenn diese

Freundschaften problematisch werden, wollen sie nichts mehr von der Freundschaft wissen und tun so, als wären sie nie befreundet gewesen. Sie leihen sich gern etwas von anderen, doch vergessen ebenso gern, ihre Schuld später wieder zu begleichen. Sie sagen, sie lieben das Leben, verhalten sich aber so, als wäre das Gegenteil der Fall. Sie geben vor, sich selbst zu lieben, handeln aber oft gegen die eigenen Interessen. Wenn sie krank werden, suchen sie Hilfe, weil sie glauben, sich selbst nicht helfen zu können, befolgen die Ratschläge aber nicht oder nur halbherzig. Im Gegenteil, sie verhalten sich, als wollten sie noch kränker werden, obgleich sie doch vergeben, schnell gesund werden zu wollen. Ständig verkünden sie auch irgendwelche Weisheiten, an die sie selber aber gar nicht glauben.

Viele Menschen reden, aber sie wissen nicht wirklich, was sie sagen. Denn was sie sagen und was sie tun, passt nicht zusammen.

Sie tun dies nicht absichtlich. Sie wollen nicht lügen, meinen es auch nicht böse, sondern zwischen ihrem Reden und ihrem Handeln klafft eine Lücke. Bei manchen Menschen ist es sogar ein Abgrund.

Staunend stehen andere Menschen, die womöglich ihre eigenen Lücken oder Abgründe haben, davor und fragen sich, was mit der betreffenden Person eigentlich los ist.

Das ist ganz einfach: Das ICH und das ES haben sich entkoppelt. Bewusstsein und Unterbewusstsein sind im Konflikt.

Und natürlich wird man sich an dieser Stelle fragen, wie das eigentlich möglich ist. Wie kann das Selbst in sich selbst so haltlos sein?

Warum sich der Abgrund auftut

Interessante Frage, nicht wahr? Wieso kann das Selbst, also man selbst haltlos sein? Wieso können Sie, liebe Leserin, lieber Leser, oder ich im Innersten einen Mangel an Halt haben?

Womöglich denken Sie jetzt: Das betrifft nur die anderen. Andere haben diese Lücke, von der eben die Rede war, den inneren Canyon, ihre Abgründe, aber ich doch nicht.

Verstehe ich. Ist auch verständlich. Innere Kluften und auseinanderdriftende Teile der Persönlichkeit sind als Vorstellungen schon nicht angenehm, als mögliche Gegebenheiten aber noch weniger.

Wahrscheinlich denken Sie nun: Der Verfasser dieser Seiten, der muss ja in sich ganz sein. So gescheit, wie der schreibt, so wahrhaftig, wie das klingt, da können Lücken doch nicht da sein und schon gar keine Abgründe.

Tut mir leid, so ist das aber nicht. Wenn ich mein Leben anschaue, mir meine Biographie vergegenwärtige und alles, was ich je gesagt und getan habe, dann stoße ich immer wieder auf Lücken. Manche sind nicht groß, andere schon. Und Abgründe haben sich sehr wohl auch schon aufgetan. Das ist die Wahrheit, und es ist keine gute Idee, diese verschleiern zu wollen.

Und tatsächlich, weil ich diese meine innere Wahrheit kenne, kann ich dieses Buch überhaupt schreiben. Es handelt davon, sich selbst mit sich selbst in Übereinstimmung zu bringen. Damit kenne ich mich sehr gut aus. Davon werden wir reden.

Doch zunächst die Antwort auf die Frage, warum man als Selbst in sich selbst eigentlich den Halt verlieren kann.

Antwort: Jeder Mensch hat zwei Biographien. Eine bewusste und eine unbewusste.

Die bewusste Biographie ist gebildet aus den bewussten Erfahrungen in diesem Leben, sämtlichen bewussten Erinnerungen daran und allen bewussten Gefühlen und Gedanken dazu. Die bewusste Biographie beginnt mit frühesten Erinnerungen und der wachsenden Fähigkeit sprachlicher Selbstreflexion, also wahrscheinlich zwischen dem dritten und fünften Lebensjahr.

Die unbewusste Biographie ist gebildet aus sämtlichen Erfahrungen sämtlicher Vorleben, bewussten wie unbewussten, und den unbewussten Erfahrungen, Gedanken und Gefühlen aus diesem Leben.

Die unbewusste Biographie ist wie ein riesiges Zahnrad im Lebensrad unseres individuellen Seins.

Die bewusste Biographie dagegen ist wie ein winziges Zahnrad in unserem Lebensrad, dreht sich also dementsprechend schnell.

Das große und das kleine Zahnrad greifen ineinander. Doch immer wieder hakt etwas, und der Spin der beiden Räder verliert seine Synchronizität.

Der Grund dafür ist leicht nachvollziehbar: Das ICH ist sich der bewussten Biographie bewusst. Zwar purzeln Teile davon ständig ins Unterbewusstsein, doch im Großen und Ganzen weiß ein Mensch, wovon er spricht, wenn er «Ich» sagt, denn dieses ICH ist der sich seiner selbst bewusste Inhaber der bewussten Biographie, des beschriebenen kleinen Zahnrads also. Daran lässt sich vergleichsweise leicht drehen.

Das ES dagegen, das Unterbewusste, ist wie ein riesengroßes Gefäß. Mit Absicht einen Strohhalm reinstecken und daraus trinken, also unbewusste Erinnerungen und Erfahrungen ins Bewusstsein holen, kann man leider nicht. Tatsächlich steigen immer wieder Blasen aus dem Unterbewusstsein auf. Blasen sehr alter Erfahrungen und Erinnerungen, die einem plötzlich bewusst werden, um so in die Zähne des kleinen Zahnrades zu greifen. Denn direkt drehen kann man am großen Zahnrad des ES eben nicht.

Das ES bildet das Kontinuum des individuellen Seins – so sehe ich das jedenfalls, und diese Sicht ist aus meiner Arbeit als Heiler erwachsen. Im Kontinuum des ES kann nichts verlorengehen. Was das Individuum jemals erlebt und erfahren, gedacht, gefühlt und gelernt hat, also in sämtlichen Inkarnationen und auch in sämtlichen Zwischenstadien – dort ist es gespeichert und bleibt es auch. Weil im ES nichts verlorengehen oder sonst wie ausradiert werden kann, wirkt alles jemals Erlebte immer weiter und wirkt so auf unbewusste Weise in die Gegenwart. So gegenwärtig wirksam wird der Mantel der Seele immerzu weiter gewoben, wird komplexer und bunter und prägt dadurch, wie der Geist eines Menschen sich als sein agierendes ICH hier und jetzt zeigt.

Kleider machen Leute, heißt es, und diese Weisheit bekommt, so gesehen, eine noch ganz andere, eine tiefere und weitere und wahrere Dimension.

Aus dem Seelenmantel eines Menschen, also seinen individuellen Mustern, entstehen die gegenwärtig wirksamen Muster seines Verhaltens – auch jegliches Suchtverhalten.

Sucht speist sich daher immer bevorzugt aus dem Mantel der Seele, dem ES.

Das ES oder den Mantel der Seele eines Menschen können fremde Personen meistens klarer wahrnehmen als das Individuum selbst. Manche Menschen sehen bei anderen Menschen sogar die Anteile im Seelenmantel, die nicht aus diesem Leben stammen, also Prägungen aus früheren Inkarnationen. Jedenfalls nehmen Fremde den Seelenmantel eines anderen Menschen meistens besser wahr als der eigentliche Träger die Seelenqualitäten seines Selbst.

Dafür erlebt das Individuum, also der Träger des Seelenmantels, sich als agierendes ICH ganz direkt in seinen Aktivitäten und kann aus den Aktionen seines ICH auf seine Seele schließen.

Ach, ja, interessant – so handele ich in dieser Situation. Was sagt mir das? Okay, ich muss auf eine bestimmte Weise verletzt worden sein, sonst würde ich jetzt nicht so handeln. Mal nachdenken, wann bin ich verletzt worden? Sicher, meine Kindheit war nicht einfach, die Mutter als Ärztin oft weg, Vater als Unternehmer gleichermaßen viel beschäftigt. Doch wenn ich mich genau erinnere, so erscheint mir meine jetzige Reaktion trotzdem überzogen. Ich werde also mein Verhalten noch achtsamer weiter beobachten.

Phantastisch! Das ist der Weg der Erkenntnis: Achtsamkeit.

Achtsamkeit hilft, das ICH mit dem ES zu synchronisieren, denn aus Achtsamkeit erwachsen Bewusstsein und Bewusstheit. Und Bewusstheit gipfelt in der Erfahrung der Einheit.

Achtsamkeit und bewusstes Sein werden deshalb in weiteren Kapiteln trainiert werden.

Der sechste Satz der Kraft

**Bewusst erfahre ich mich selbst und wachse so
über mich selbst hinaus.**

Die erste Hälfte des Kraftsatzes ergibt sich wiederum aus den
vorigen Kapiteln, die zweite allerdings nicht. Warum ein
Mensch über sich selbst hinauswachsen sollte, ist an dieser
Stelle nicht klar. Etwas Geduld bitte. Wir bewegen uns darauf zu. Nur so viel kann ich schon jetzt verraten: Das Hinauswachsen über sich selbst ist keine Flucht, sondern ein Ankommen bei sich selbst auf einer höheren Ebene.

**Bewusst erfahre ich mich selbst und wachse so
über mich selbst hinaus.**

Rein intellektuell ist dieser Satz nicht vollständig erfassbar,
deshalb liegt mir auch daran, dass Sie, liebe Leserin, lieber
Leser, sich zunächst irrational damit befassen, nämlich auf die
bereits bekannte Art.

Legen Sie bitte wiederum Ihre Hand auf den Umriss meiner Hand auf der nächsten Seite und sprechen so wach und
klar wie nur irgend möglich dreimal in Folge hörbar aus:

**«Bewusst erfahre ich mich selbst und wachse so
über mich selbst hinaus.»**

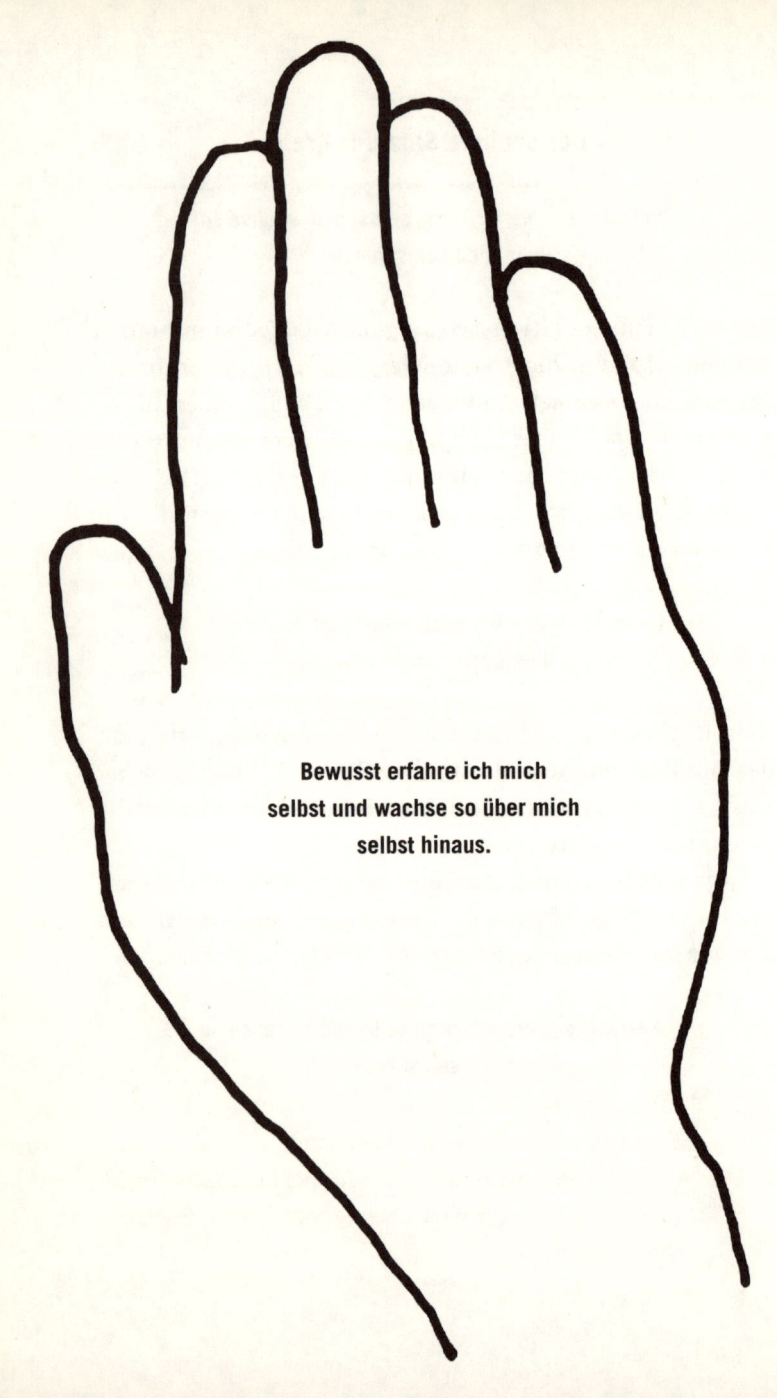

Bewusst erfahre ich mich
selbst und wachse so über mich
selbst hinaus.

Siebte Zusammenfassung

Leider erinnern sich nur sehr wenige Menschen bewusst an ihre Vorleben, denn jedes Leben beginnt mit einer mehr oder weniger umfassenden Amnesie. So wirken die Erfahrungen von einst als unbewusste Erinnerungen weiter und zeigen sich als unbewusste Impulse des ES. Dem gegenüber stehen die bewussten Impulse, erwachsen aus bewussten Absichten und bewussten Handlungen des agierenden ICH.

▼ ES und ICH können sehr gegensätzlich wirken.

▼ Sucht ist eine Folge davon, geboren aus einer Kluft zwischen den Aktionen des ES und des ICH.

▼ Die Kluft zerreißt den Menschen innerlich, denn sein ES und sein ICH scheinen sich voneinander zu entfernen.

▼ Die Folge ist Haltlosigkeit.

▼ In der Haltlosigkeit driften die bewusste und die unbewusste Biographie eines Menschen auseinander.

▼ Dadurch baut sich ein innerer Druck auf.

▼ Die Persönlichkeit scheint zum Zerreißen angespannt, denn die Zahnräder seines ICH und seines ES greifen weniger gut ineinander.

▼ Der Mensch ist innerlich gespalten. Und anfällig. Nicht zuletzt für Süchte. Was tun?

▲ Das eigene Verhalten beobachten.

▲ Achtsamkeit sich selbst gegenüber trainieren.

▲ Und durch Achtsamkeit das eigene Bewusstsein entfalten.

▲ Daraus erwächst auch der sechste Satz der Kraft, dem zufolge man sich bewusst erfahren und durch diese Erfahrung über sich selbst hinauswachsen kann.

▲ Und dann gibt es ja auch noch die Möglichkeit, sich mit einem Kugelschreiber einige Zeichen auf den Arm zu malen in der Hoffnung, dass diese helfen, auch wenn man keine Ahnung hat, was die Zeichen bedeuten. Aber vielleicht ist das auch vollkommen egal, solange man glaubt, sie werden einem helfen.

Der Schläfer kann erwachen

Ich sehe Sie, liebe Leserin, lieber Leser, mit den beschriebenen Visualisierungen einschlafen. Ich sehe, wie Sie sich auf die 21 Wiederholungen konzentrieren. Nicht selten schlafen Sie vorher ein. Kein Problem – solange Sie nicht aufgeben.

Doch wie wachen Sie eigentlich auf? Schnell?

Nicht so schnell? Langsam? Sehr langsam?

Womöglich benötigen Sie mehrere Wecker, um überhaupt aufzuwachen. Schwierig, wenn die Pflicht ruft, Sie zur Arbeit oder Ihre Kinder versorgen müssen. Manche Versäumnisse haben schwerwiegende Konsequenzen – zum Beispiel verursacht durch einen verpassten Flug, weil man den Wecker nicht gehört hat.

Im Leben, behaupte ich, gibt es ständig Abflüge und Ankünfte. Es gibt verpasste Gelegenheiten und neue Chancen. Wir wachen auf, schlafen ein, wachen wieder auf, verpennen manchmal halbe Tage, ganz selten ganze, leiden manchmal unter Schlaflosigkeit, und hin und wieder sind wir so müde, dass wir im Stehen schlafen könnten, wenn wir es denn könnten. So wachen und schlafen wir, funktionieren in dieser Welt, so gut wir können und so ausgeschlafen wir sind, und haben uns womöglich noch nie darüber Gedanken gemacht, dass wir auf einer anderen Ebene, nämlich der Ebene unseres Bewusstseins ständig vor uns hin dämmern, jedenfalls nicht ganz wach sind. So wach, wie wir eigentlich sein könnten, wenn wir jetzt erwachen würden.

Daher klingelt auch schon in diesem Moment der Wecker für die nächste Chance dazu. Dingdong dingdong, dingdong dingdong – hallo, ich bin Ihr Wecker, der hier gerade klingelt. Haben Sie ihn gehört?

Dingdong dingdong, dingdong dingdong – hallo, ich bin das Leben, und ich rufe Sie. Haben Sie mich gehört?

Natürlich haben Sie.

Also den Schlaf aus den Augen gerieben oder den ganzen Kopf unter kaltes Wasser gehalten und aufgewacht.

Wann, wenn nicht jetzt?

Ich weiß, ist gar nicht so einfach, auch wenn man den Weckruf prinzipiell verstanden hat. Die Wachsamkeit, von der hier die Rede ist, die Wachsamkeit des Bewusstseins an sich, die Wachsamkeit auf einer höheren Ebene individuellen Seins, jenseits von biologischem Schlafen und Wachen, kann man beabsichtigen. Man kann sich darum bemühen. Doch erzwingen kann man diese Wachsamkeit nicht, jedenfalls nicht mit irgendeinem Wecker von dieser Welt.

Die Wachsamkeit, von der hier die Rede ist, ist ein Weg.

«Der Schläfer muss erwachen», schrieb Frank Herbert von den Buddhisten ab – und tatsächlich ist dies ist eine sehr wohlmeinende Forderung, deren Erfüllung auch der ganzen Welt sehr zu wünschen wäre. Und ziemlich sicher bewegt sich jedes Individuum auf den Moment seiner vollständigen Selbsterkenntnis zu, muss also schließlich erwachen und wird es auch.

Irgendwann.

Doch die Wahrheit für diesen Augenblick ist: Der Schläfer kann erwachen.

Diese Möglichkeit ernsthaft in Betracht zu ziehen, um sich ernsthaft darum zu bemühen, ist das Heilsamste, was ein Mensch tun kann, der süchtig ist, unter seiner Sucht leidet und sie deshalb überwinden will.

Ich kann erwachen. Und ich will das auch. Aus der Sucht,

aus Suchtmustern in meinem Verhalten, aus dem Dämmer meines unbewussten, automatischen Tuns.

Schon lange bin ich in diesem und anderen Leben unterwegs. Ich lebe und erlebe. Ich erlebe Lust und Leiden, Liebe und Angst, Weite, aber auch Enge. Erfahrungen prägten mich und prägen mich. Ich bin nun bereit, aus diesen Erfahrungen zu lernen. Denn sämtliche Erfahrungen sind nur dazu da, um mir dabei zu helfen, mich selbst zu erkennen. Heute besser als gestern. Mit wachsender Achtsamkeit bis zur vollständigen Selbsterkenntnis.

Auf dem Weg der Selbsterkenntnis helfen mir die ersten sechs Sätze der Kraft.

1. Ich liebe die Möglichkeiten meines Lebens und werde sie auf eine heilsame Weise nutzen.
2. Achtsam genieße ich mein Dasein in diesem Leben.
3. Mehr Achtsamkeit hilft mir dabei, wacher zu werden.
4. Alle meine Erfahrungen haben mich genau dahin geführt, wo ich mich jetzt befinde.
5. Ich genieße das Abenteuer meines Lebens und erfreue mich am Dasein in dieser Welt.
6. Bewusst erfahre ich mich selbst und wachse so über mich selbst hinaus.

Je mehr ich mich mit diesen sechs Sätzen der Kraft befasse, umso kraftvoller bewege ich mich auf eine zentrale Frage und deren Beantwortung zu:

Was wollte meine Abhängigkeit mir eigentlich sagen? Zum Beispiel meine Nikotinsucht?

Womöglich das Verlangen nach Alkohol? Vielleicht die Sucht nach anderen Drogen?

Einsamkeit, die Gesellschaft der Sucht
oder eine göttliche Instanz

Was will mir meine Abhängigkeit eigentlich sagen?

Noch etwas Geduld bitte, liebe Leser. Der Beantwortung dieser Fragen möchte ich mich auf einem Umweg nähern. Daher zunächst noch einige weitere Betrachtungen zum Verdampfen von Nikotin: Eine rauchen gehen heißt es, und das klingt wie eine Sache von ganz eigener Wichtigkeit.

Jedenfalls: Wer raucht, hat immer etwas zu tun. Rauchend kann man überall rumstehen und, solange es an der Stelle nicht verboten ist, fällt man nicht auf. Andere Menschen, die einen Raucher irgendwo stehen und rauchen sehen, denken (wenn überhaupt), ach ja oder oh weh (je nach eigener Haltung dazu), die Person raucht hier also. Die gleiche Person an der gleichen Stelle ohne Zigarette im Mund löst die Frage aus: Was macht dieser Mensch da? Wartet er auf irgendwas, irgendwen? Führt die Person etwas im Schilde? Bahnt sich hier etwa ein Verbrechen an? Muss ich besser die Polizei benachrichtigen? Zum Beispiel, weil die Person in der Nähe eines Kinderspielplatzes rumsteht.

Das ist einer der Pluspunkte des Rauchens. Man kann es fast überall tun und stößt grundsätzlich auf Verständnis dabei. Immer weniger auf Wohlwollen, weil immer mehr Menschen bei Rauchern die Nase rümpfen. Selbst wenn sie mitten in der Natur rauchen und der Wind die Schwaden von den Nichtrauchern wegträgt. Sie beschweren sich allein schon deshalb, weil die Raucher sie an all die Raucher und deren Rauchgestank erinnern, und außerdem könnte der Wind ja jederzeit drehen, um ihnen den Rauch erneut in die Nase zu blasen.

Man möchte alle leidenden Nichtraucher an dieser Stelle in den Arm nehmen und sie trösten, denn natürlich entgeht ihnen aufgrund ihrer doch sehr strengen Haltung etwas. Zum Beispiel Besuche in Kneipen, in denen geraucht werden darf. Ich habe festgestellt, dass dies nicht selten die besseren Lokale sind. Oder diese wunderbaren Konzerte, in denen Nikotin- und Marihuana-Schwaden aufsteigen, um dem Trockeneisnebel, der von der Bühne schwappt, Konkurrenz zu machen.

All das ist auch sehr schön, das soll hier unbedingt gesagt werden, und deshalb gehe ich selbst immer wieder in Raucherlokale und auf Konzerte, bei denen geraucht wird, obgleich es eigentlich verboten ist. Ich gehe dorthin und verspüre keine Neigung, mich zu beschweren.

Aber aktiv rauchen – das tue ich deshalb noch lange nicht.

Und irgendwo rumzustehen, bloß, um zu rauchen – auch diese Neigung verspüre ich ebenfalls seit langem nicht mehr. Wenn es an einem Ort so schön ist, dass ich verweilen möchte, tue ich das auch. Ohne zu rauchen, weil mir das Rauchen und der Qualm den Spaß daran verderben würden.

Trotzdem kenne ich einige Raucher, die zu Nichtrauchern wurden und genau dies noch Jahre später sehr vermissen. Einfach irgendwo anhalten, sich eine anstecken, inhalieren – diesem Ritual trauern sie tatsächlich nach. Es muss daher eine positive Begleiterscheinung des Rauchens sein und gehört deshalb hier erwähnt.

Allerdings vor allem als Einleitung zu einem weiteren Pluspunkt des Rauchens, der aber mit dem eben genannten positiven Aspekt unmittelbar verknüpft ist: die Tatsache, dass man als Raucher nie so allein sein kann wie als Nichtraucher.

Der Raucher ist immer in Begleitung, nämlich in Gesellschaft seiner Sucht. In regelmäßigen Abständen regt die sich, sagt, ich bin da, du weißt, ich habe meine Bedürfnisse, also stille sie, wenn es an der Zeit ist.

So gesehen ist die Nikotinsucht wie ein Baby, was zu sehr überschaubaren Zeitpunkten die Brust verlangt. Eine Mutter mit Kind ist auch nie allein. Ständig braucht das Kind etwas, will etwas, und die Mutter ist damit beschäftigt, die kindlichen Bedürfnisse zu erfüllen. Von Alleinsein kann dabei kaum die Rede sein.

Sehr ähnlich geht es Rauchern. Ist die Packung fast leer, müssen sie sich mit der Frage befassen, will ich um drei Uhr morgens tatsächlich das warme Bett verlassen, um bei Schnee oder Regen zum nächsten Zigarettenautomaten zu tappen. Womöglich im Nachthemd, bei Berliner Rauchern nicht selten zu besichtigen.

Oder sie kaufen gleich mehrere Packungen, «Stangen» genannt. Diese Stangen lassen der Sucht natürlich freien Lauf, weil man viel schneller viel mehr konsumieren kann, ohne sich über den Gang zum nächsten Automaten und die damit verbundenen Widrigkeiten Gedanken machen zu müssen. Hat aber auch seine Schattenseiten, womöglich sogar Lungenschattenseiten. Dadurch wird der morgendliche Husten schlimmer. Also besser die Sucht eindämmen und keine Stangen mehr.

Mit solchen und anderen Überlegungen sind Raucher ständig beschäftigt. Daher auch ständig in Gesellschaft ihrer Sucht. In diesem Sinne ist die Sucht nach Nikotin eine sehr starke Abhängigkeit. Denn sie ruht nur für eine sehr kurze Zeit.

Die anfänglich angenehme Gesellschaft der Sucht wird in der Regel ziemlich bald eine weniger angenehme und dann eine unangenehme, doch die Gesellschaft der Sucht bleibt. Und das ist ein sehr großer und starker Pluspunkt. Denn sehr viele Menschen fühlen sich ohne diese Sucht einsam. Zumindest behaupten sie das, wenn sie das Rauchen einige Wochen oder Monate aufgegeben haben, um es aus genau diesem Grunde wieder anzufangen.

Sind Sie einsam, liebe Leserin, lieber Leser? Wenn ja, wie einsam sind Sie – wenn es dafür eine Skala von 1 bis 10 gäbe?

1 = ein bisschen einsam. 5 = sehr einsam.

10 = extrem vereinsamt.

Ich weiß, dies ist eine heikle Frage. Die Antwort möchte man nicht in die Welt hinausposaunt wissen. Wer beispielsweise sehr lange allein lebt, ist womöglich ziemlich vereinsamt. Vielleicht leben keine Freunde in der Nähe. Der Rest der Familie ist weggezogen oder hat nie in derselben Stadt gelebt. Versuche, eine Partnerschaft zu beginnen, haben zu leidvollen Erfahrungen geführt und womöglich zur Aufgabe des Versuchs überhaupt.

Oder das genaue Gegenteil: Partnerschaft, Kinder und trotzdem einsam. Einsamkeit in Gesellschaft. Diese Form kann noch extremer sein als die Folge von Einsiedelei.

Als umso treuerer Gefährte erscheint die Sucht. Wenn einem auch die Luft wegbleibt, weil sie zum Schneiden dick ist vor lauter Rauch, so fühlt man sich doch umhüllt, geradezu umschmust und gestreichelt von den nebulösen Auswirkungen der Nikotinabhängigkeit.

Irgendwie schrecklich und irgendwie schön umwabert einen der blaue Dunst, noch vergleichsweise angenehm duftend, denn der Gestank erwartet einen erst am Morgen danach.

Diesen verlässlichen Gefährten in die Wüste zu schicken ist sehr schwierig, wenn sonst niemand da ist, der dafür in Frage käme.

Und dies könnte einem die Sucht zum Beispiel sagen wollen: Es ist kein Gefährte da, außer dem Freund namens Abhängigkeit, den man in die Wüste schicken kann.

Doch nicht nur die Einsamen und Gestressten rauchen, missbrauchen Alkohol oder geraten in Drogenabhängigkeit. Es gibt natürlich noch jede Menge andere Möglichkeiten, eine Sucht zu entwickeln.

Und sei es, dass man sich eine Instanz wünscht, die stärker ist als man selbst. Man könnte Gott nehmen, aber der ist womöglich gerade nicht erreichbar. An Glimmstängel kommt man schnell ran, ist ja auch gesellschaftlich akzeptiert. Einige Tage gequalmt (angeblich reichen sogar wenige Züge), und man ist schon drauf und hat einen regelrechten Jieper nach Nikotin. Ständig morsen die Rezeptoren im Gehirn: Gib mir wieder was. Eine Sprache im Befehlston, angemessen für eine übergeordnete Autorität. Womöglich ist das ja Gott?

Vielleicht, könnte man denken, gibt es ja wirklich nur den da oben im eigenen Kopf, das Feuerwerk der Rezeptoren. Der große Geist im eigenen Gehirn, der was zu rauchen haben will.

Wie viele Menschen ihre Sucht wohl mit Gott verwechseln?

Oder sich zumindest darüber freuen, dass eine übergeordnete und irgendwie ordnende Instanz in ihr Leben getreten und wirksam ist?

Wie viele Süchtige sich wohl genau daran erfreuen? Meine Vermutung: die meisten.

Bis sie es satthaben.

Achte Zusammenfassung

▲ So, wie wir morgens aus dem nächtlichen Schlaf erwachen, können wir auch aus dem Verschlafen des Lebens erwachen.

▲ Denn wir können aufwachen, wenn wir es beabsichtigen.

▲ Wir können die Sucht nach Nikotin überwinden.

▲ Wir können die Sucht nach anderen Drogen überwinden.

▲ Wir können Verhaltensmuster der Sucht und Abhängigkeit überwinden.

▲ Dies gelingt umso besser, wenn wir uns immer mehr in Achtsamkeit üben und uns selbst wahrnehmen.

▲ So können wir bewusst über unsere bisherigen Einschränkungen und lähmende Müdigkeit hinauswachsen.

▲ Um die Möglichkeiten unseres Lebens nun auf eine heilsame Weise zu nutzen.

▲ Die Abenteuerlichkeit des Daseins zu genießen und sich am Dasein in dieser Welt zu erfreuen.

Dadurch wächst die Bereitschaft für die Beantwortung einer zentralen Frage: Was wollte meine Abhängigkeit mir sagen?

▼ Dass ich leicht verführbar bin?

▼ Dass ich einsam bin?

▼ Daher die Gesellschaft der Sucht suche?

▼ Dass ich mich von meiner Sucht versklaven lassen möchte, weil ich meine ureigene Freiheit nicht ertragen kann?

Vielleicht betrifft Sie, liebe Leserin, lieber Leser, nur eine Frage davon, und die Antwort ist eindeutig.

Vielleicht greifen mehrere Fragen, und Ihre Antwort ist vielschichtig. In jedem Falle gilt es, sich die Antworten so bewusst wie irgend möglich zu machen.

Suchende, Sucht und Transzendenz

Auch wenn die Worte «Suche» und «Sucht» ähnlich klingen. Sie sind von unterschiedlicher Herkunft. Wie gesagt: Sucht kommt von Siechtum.

Während die Suche mehr mit Versuchung zu tun hat. Anders ausgedrückt: Damit man etwas suchen kann, muss es erst die Versuchung geben, nämlich einen Anreiz zur Suche. Das haben allerdings Süchte mit jeglicher Suche gemeinsam: Ein Anreiz muss vorausgegangen sein.

Vielleicht sind alle Menschen Suchende. Einige wirken allerdings, als hätten sie gefunden, was sie suchen. Und manche ruhen sich demonstrativ auf dem aus, was sie gefunden haben, und wieder andere haben ihre Suche schnell wieder aufgegeben, weil sie entweder nicht glauben, dass sie fündig werden, ihre Hoffnung vorzeitig begraben haben oder ganz einfach zu bequem sind, ernsthaft zu suchen, wenn sie spüren, dass es etwas zu finden gilt.

Süchtige, schrieb der Arzt Deepak Chopra sinngemäß, müssen Suchende sein.

Ich teile diese Auffassung. Im Suchtstoff suchte der später danach Süchtige etwas zu finden. Womöglich Freude, vielleicht Glück. Oder etwas, was noch darüber hinausweist, nämlich Spiritualität und Selbstentgrenzung, auch Transzendenz genannt.

Die Suche nach Freude und Glück ist ebenso wie die Suche nach Spiritualität und Transzendenz, meinem Empfinden gemäß, als etwas für den Menschen Heilsames.

Zum Sternzeichen des Schützen heißt es, Menschen, die unter diesem Zeichen geboren sind, zielen auf das Göttliche.

Ihr erhabenstes Lebensziel sei es, Gott näher zu kommen. Genau dies gilt prinzipiell auch für alle Süchtigen. Sie suchen etwas Zentrales für sich selbst. Etwas, das größer ist als sie. Doch ihre Suche ist als Sucht auf Abwege geraten. In der Sucht gefangen, können sie nicht finden, was sie eigentlich suchen, denn sie suchen an der falschen Stelle.

«Der Süchtige», schreibt Chopra, «sucht zwar am falschen Ort, aber er strebt nach etwas sehr Wichtigem, und wir können es uns nicht leisten, dieser Suche keine Beachtung zu schenken.»

So gesehen sind Süchtige in ihrem Innersten spirituell. In der Sucht ist jedoch die Suche nach Spiritualität auf eine krankhafte Weise auf Abwege geraten. Die Suche führte also zu Siechtum.

Diese Argumentation ist leicht nachvollziehbar, wenn man sich die entgrenzende Wirkung von Heroin vergegenwärtigt. Und weniger gut verständlich im Hinblick auf Nikotin. Zu beiläufig, zu nebensächlich erscheint die Wirkung von Nikotin, als dass Nikotinsüchtige eigentlich ein Surrogat für das Göttliche suchen könnten.

Wenn man sich allerdings den zornigen, den befehlenden, den strafenden und auch knechtenden Gott des Alten Testaments vergegenwärtigt, so erscheint naheliegend, warum Heroin- oder auch Alkoholsucht mit all ihrer versklavenden und auch strafenden Macht durchaus mit diesem Gott verwechselt werden kann. Und in der Radikalität der Abhängigkeit und mit den möglichen gesundheitlichen Konsequenzen ist die Nikotinsucht ihr ähnlich.

Sklaverei durch Sucht

Gut, das klingt wohl einigermaßen verständlich: Süchtige suchen womöglich Spiritualität, landen aber in der Sackgasse der Abhängigkeit. Abhängigkeit als höhere Macht ist womöglich auch ganz komfortabel, mindert jedenfalls das Ausmaß an eigener Verantwortlichkeit, und weniger einsam ist man in Begleitung seiner Sucht vielleicht ja auch.

Doch was will mir meine Sucht eigentlich sagen? Keine Ahnung, da tappe ich immer noch im Dunkeln.

Falls Sie, liebe Leserin, lieber Leser, in diesem Moment immer noch so denken – kein Problem. Wenn Sie noch keine eindeutige Vorstellung haben, was Ihre Sucht Ihnen eigentlich sagen will, brauchen Sie noch etwas Geduld. Bald werden Sie klarer sehen.

Vielleicht hilft es Ihnen ja, wenn ich an dieser Stelle etwas von mir erzähle:

Es wird Sie wahrscheinlich nicht verwundern, wenn ich Ihnen sage, dass ich mich für einen freien Menschen halte. Und das nicht erst seit gestern. Fast genau so frei wie heute fühlte ich mich auch früher. Zum Beispiel damals, als ich noch Raucher war. Ich tat und ließ, was ich wollte. Bei der Arbeit genauso wie im Bekanntenkreis. Ich empfand meine Freiheit als privilegiert. Doch bei aller Freiheit, die ich empfand, musste ich mir schließlich eingestehen: Ich war nikotinabhängig. Also weniger frei, als ich mich selbst sah.

Ein Widerspruch, der mich zunehmend nachdenklicher machte. Was gab mir die Nikotinsucht, damit ich im Gegenzug etwas von meiner Freiheit dafür aufgab?

Eine Zeitlang glaubte ich, der Akt des Rauchens würde mir Freude machen oder zumindest mein Wohlbefinden steigern, stellte dann aber fest, dass die bereits erwähnten Raucherrituale für mich keine oder nur eine geringe Bedeutung besaßen.

Dann dachte ich, das Nikotin selbst, also Nervengift in regelmäßigen Dosen, würde mir etwas geben – und sei es den ebenfalls bereits erwähnten Kick. Doch bei näherer Betrachtung erwies sich auch dies als Illusion, geboren aus Gewohnheit und körperlicher Bedürftigkeit als Folge der Sucht.

Daher blieb nur noch das Süchtigsein an sich übrig. Die Sucht selbst musste mir etwas geben – warum sonst erlaubte ich ihr, mein Leben mehrere Jahre lang maßgeblich zu bestimmen? Offenbar hatte ich Gefallen daran gefunden, mich zum Sklaven einer Substanz zu machen. Das klingt banal, war aber eine sehr wichtige Feststellung für mich.

Nun, wo Sie mich gehört haben, liebe Leserin, lieber Leser – was sagen Sie sich über sich selbst? Warum rauchen Sie? Warum nehmen womöglich noch andere Suchtstoffe zu sich?

Bitte sagen Sie jetzt nicht: Weil das so schön ist. Diese Antwort haben wir bereits hinter uns gelassen, abgehandelt in einem früheren Kapitel. Einen Rückfall in längst überwundene Stadien oder Phasen fände ich jetzt nicht akzeptabel.

So unterhaltsam das Rauchen und bestimmte Aspekte der Nikotinsucht bisweilen auch sein mögen – schön finden Sie es längst nicht mehr. Vor allem, wenn die Furcht um die eigene Gesundheit einem bereits das Gehirn zum Dampfen bringt, die Zunge nach einer durchrauchten Nacht pelzig schmeckt und ein nahestehender Mensch einen fragt, warum man aasig aus dem Mund riecht.

Genau, so schön wie manche Raucher behaupten, finden Sie die Qualmerei schon längst nicht mehr. Sie erinnern sich: Ich hatte Sie nach den Plus- und Minus-Punkten des Rauchens gefragt. Und Sie hatten eine Summe daraus gezogen. Unterm Strich, das hatten wir festgestellt, ist Rauchen nichts für Sie. Und dies bitte ich Sie auch nicht zu vergessen, nur weil diese Entwöhnungsgeschichte für Sie gerade ein klein wenig anstrengend wird.

Dabei hatte ich Sie doch bloß gebeten, nachzuforschen – möglichst bis in die Tiefe Ihrer Persönlichkeit –, was Ihnen die Sucht nach Nikotin gibt (oder/und eine andere Abhängigkeit).

Was gibt oder gab Ihnen die Sucht?

Nach allem, was Sie bisher dazu gelesen und gedacht haben, schreiben Sie nun auf, was Ihnen dazu einfällt – so schnell und assoziativ wie möglich. Auch die vordergründigen Aspekte wie etwa einen «Kick», ein «Hochgefühl». Vor allem aber, was womöglich dahintersteht.

Um erst danach weiterzulesen.

Der siebte Satz der Kraft

**Meine individuelle Freiheit gibt mir die Möglichkeit,
freier zu leben.**

Wie frei möchten Sie, liebe Leserin, lieber Leser, wirklich sein?

Wie frei wollen Sie Ihre Beziehung gestalten, Ihrem Beruf nachgehen, Ihre Freunde wählen, sich selbst mitteilen und in der Welt bewegen?

Ob Sie sich sehr frei fühlen, nicht so frei oder unfrei, habe ich Sie schon gefragt. Doch damit ist noch nicht geklärt, wie frei Sie tatsächlich sein wollen. Überhaupt – was ist eigentlich Freiheit?

Darauf eine schnelle Antwort (im Bewusstsein, dass wir darüber endlos diskutieren könnten):

Freiheit ist der Raum persönlicher Möglichkeiten, der individuell genutzt werden kann. In Freiheit kann ein Mensch also von sämtlichen Möglichkeiten die für ihn attraktivste frei wählen. Dies gilt für alle Aspekte des Lebens gleichermaßen uneingeschränkt.

Allerdings, wer sich gewisse Freiheiten nimmt, schränkt andere bestehende Möglichkeiten in einem so hohen Maße ein, dass der erste Impuls der Freiheit womöglich in Unfreiheit mündet. Wer sich also die Freiheit nimmt, einem anderen etwas zu stehlen, schränkt dessen Freiheit ein und landet dafür im Gefängnis, was eine radikale Einschränkung der eigenen Freiheit bedeutet. Wer sich die Freiheit nimmt, ein Opiat wie Heroin zu probieren, wird wahrscheinlich von einer so starken Sucht in Besitz genommen, dass die persönliche Freiheit in hohem Maße eingeschränkt erscheint, denn der ständige Drang, immer neuen Stoff in immer höherem Umfang zu konsumieren, beherrscht das Leben.

Morgens beim Arbeitgeber zum «Schaffen» (wie die Schwaben sagen) antreten zu müssen, sehen sogenannte Freiberufler als unbedingt zu meidende Fron an, in ihren Augen kaum zu unterscheiden von Gefängnis. Während Menschen, die ihre Arbeit im Angestelltenverhältnis lieben, genau darin die Entfaltung ihrer Möglichkeiten als arbeitende Individuen sehen und daher ihre persönliche Erfüllung darin erfahren. Wieder andere fragen sich, warum sie zum Überleben überhaupt arbeiten müssen, und sehen auch in dieser Notwendigkeit einen schändlichen Zwang.

Wahrscheinlich kann es keine absolut gültige Definition von Freiheit geben, weil jegliche Freiheit des Einzelnen immer an die Vereinbarungen vieler gebunden ist. Und daraus ergeben sich soziale und moralische Konsequenzen.

Die sind hier nicht das Thema. Daher konzentriere ich mich auf das individuelle Empfinden von Freiheit und nicht auf den philosophischen Begriff. Also Ihr Empfinden, liebe Leserin, lieber Leser, Ihre individuelle Freiheit.

Ihre Freiheit ist durch Sucht eingeschränkt. Und diese Einschränkung gilt es zu überwinden. Nicht, weil ich das sage, sondern weil Sie es so wollen. Dies bitte ich Sie an dieser Stelle zu bedenken, um daraufhin den siebten Satz der Kraft zu verinnerlichen:

**Meine individuelle Freiheit gibt mir die Möglichkeit,
freier zu leben.**

Das ist unbezweifelbar so. Hilfreich ist es, sich diese Tatsache so bewusst wie möglich «reinzuziehen».

Legen Sie daher Ihre Hand erneut auf den Umriss meiner Hand auf der nächsten Seite und sprechen so wach und klar wie nur irgend möglich dreimal hörbar aus:

«Meine individuelle Freiheit gibt mir die Möglichkeit, freier zu leben.»

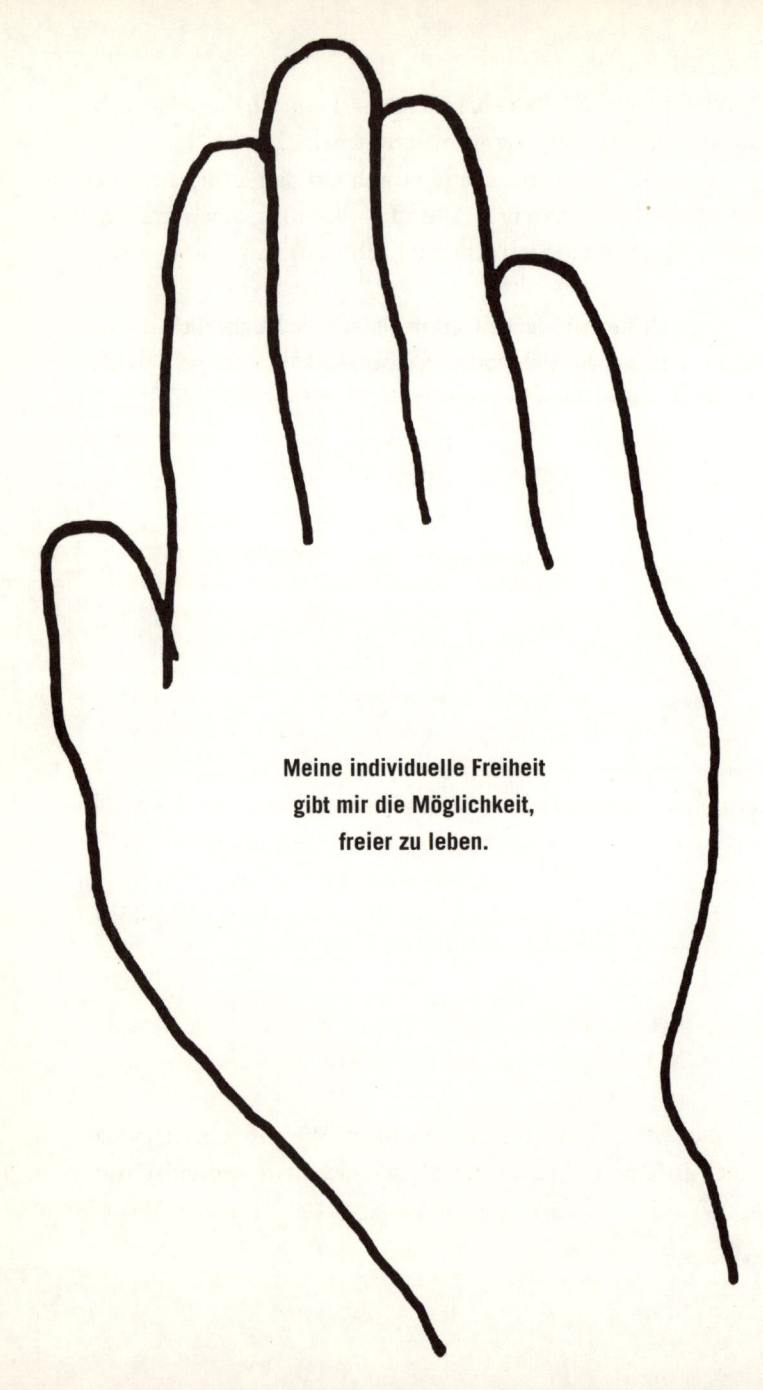

**Meine individuelle Freiheit
gibt mir die Möglichkeit,
freier zu leben.**

Ich will leben und ganz oft
auch tot sein

Ich werde dich versklaven, dich knebeln und knechten, verspricht die Sucht allen Süchtigen und jenen, die es werden wollen.

Doch es gibt noch eine härtere Botschaft der Sucht. Sie lautet: Ich werde dich töten. Diese radikale Ansage betrifft ziemlich sicher Raucher, die weiterrauchen, obwohl ihnen bereits beide Raucherbeine amputiert werden mussten. Sie betrifft wahrscheinlich auch die meisten Alkoholiker im fortgeschrittenen Stadium und fast alle Heroin-Abhängigen.

Ich will offenbar sterben, denn ich verhalte mich genauso – stellen Süchtige dies bei sich selber fest, so ist davon auszugehen, dass sie die radikalste Botschaft der Abhängigkeit verstanden haben.

Erst die Sklaverei, dann der Tod.

Das ist die Kurzform der vorausgegangenen Kapitel. Möglich, dass Sie, liebe Leserin, lieber Leser, die nun folgende Darstellung etwas zu hart, zu direkt oder sonst wie unpassend finden im Zusammenhang mit Nikotinabhängigkeit, dem zentralen Thema dieses Buches. Doch bitte ich Sie weiterzulesen – auch wenn Sie das Gefühl haben: Jetzt zieht mich der Autor dieses Buches auf einen Nebenschauplatz.

Ich weiß, was hier nun folgt, hat wahrscheinlich wenig oder nichts mit Ihnen zu tun, gehört in weiterem Zusammenhang aber dennoch hierhin.

1980 wurde die amerikanische Black-Wave-Sängerin Lydia Lunch in einem Artikel der Musikzeitschrift «Sounds» mit dem Attribut «todesfickig» bedacht, einer brachialen Wortneuschöpfung, die jene in der Avantgarde-Szene vorherrschende Sexualisierung des selbstzerstörerischen Drogenkonsums kompromisslos wie noch nie auf den Punkt brachte. Die Erotik des selbst inszenierten Todes – vor allem Jugendliche finden immer wieder Gefallen daran. Denn das eigene Leben kann einem sehr lang erscheinen. Besonders, wenn man gerade mit Ach und Krach die Pubertät überstanden, sich zum ersten Mal unglücklich verliebt hat und glaubt, dieser Schmerz, dieses Unglück der Gegenwart dauere nun bis in alle Ewigkeit an. In so einem Fall kann einem die eigene Lebensspanne furchterregend lang vorkommen. Nicht wenigen Jugendlichen macht ihre voraussichtliche Lebenserwartung Angst. Die Schwierigkeiten des Erwachsenwerdens werden nicht als vorübergehend angesehen. So schlimm, wie es jetzt ist, muss es immer sein, denken sie, oder schlimmer. Manche Jugendliche träumen davon, ihrem Leben ein vorzeitiges Ende zu setzen. Und manche bringen sich tatsächlich ganz bewusst selbst um.

Nicht wenige aber wählen unbewusste Strategien, um ihr Leben zu verkürzen. Heroin-, Crack- oder Crystal-Meth-Abhängigkeit oder extremer Alkoholkonsum sind die radikalen Varianten.

Wahrscheinlich meldet sich jetzt Widerspruch. Die armen Jugendlichen, könnte man meinen, sie wissen ja gar nicht, worauf sie sich einlassen. Schon auf dem Pausenhof in der Schule werden ihnen harte Drogen angeboten. Natürlich ist das Zeug eine Verlockung. Schule heute, das ist ja auch die Härte. Da sind die Eltern selbst ständig gestresst.

Wenn's dann zu Hause ebenfalls nicht so gut läuft, erscheinen Drogen als ideale Flucht. Und viele Drogenkarrieren haben – rückblickend betrachtet – genauso begonnen.

Irgendwie rund um die Schule in irgendeiner abgeschiedenen Ecke. Wahrscheinlich war Alkohol mit im Spiel. Und Zigaretten sowieso. Das kenne ich noch aus eigener Schulzeit, und daran hat sich, den Berichten meiner Kinder und anderer zufolge, nichts geändert.

Als ich sechzehn war, gab es in Hamburg am Rande der Reeperbahn eine legendäre Disco, das «Mad House». Es war die Zeit, als in meinem weiteren Umfeld der Konsum von Heroin in Mode kam. Es hatte sich noch nicht herumgesprochen, wie gefährlich das ist. Vormals brave Bekannte wurden plötzlich zu Junkies, ließen sich ein Loch ins Ohr stechen und trugen einen Brillant-Stecker darin. Damals ein Erkennungszeichen der Heroinsüchtigen. Das alles war natürlich unsagbar cool. Die Junkies sahen sehr bald auch dekorativ morbide aus und wurden zur Zierde der angesagten Clubs. Wie sie da so rumsaßen mit ihren verhangenen Augen und nadelwinzigen Pupillen, auf eine erhaben wirkende Weise leidend am Leben, zarte Geschöpfe einer anderen Welt, wie Totenvögel ins Leben geflattert, um alle am Leben Leidenden mit dem Streifen ihrer Flügel zu adeln.

Ihre Schwingen, das war das Heroin.

Damals sang Lydia Lunch noch nicht, und ihr krass-erotisches Attribut war noch nicht benannt. Die Junkies von damals flirteten zwar mit dem Jenseits, um es gleichzeitig zu meiden und sich im Diesseits zu bedröhnen. Während die Heroinabhängigen der Nachfolgegeneration bereits ihr Ableben zelebrierten.

Später habe ich mich mehrmals gefragt, warum ich eigentlich nie nach Heroin gegriffen habe. Ich ging im «Mad House» ein und aus, obgleich ich noch unter achtzehn war. Um mich herum wurde gesoffen, gekokst und gefixt. Und außer ein paar Bier habe ich nichts je angerührt. Im Nachhinein finde ich das erstaunlich.

Und dann wieder auch nicht. Die intuitive Klarheit, mit der ich Heroin, Kokain und sämtliche harten Drogen gemieden habe, obwohl sich mir Hände damit entgegenstreckten – diese Klarheit ist der Grund, warum ich davon hier überhaupt erzählen mag.

Ich wusste, ich spürte: Heroin, Kokain, das ist nichts für mich. So was wird mir nicht guttun. Wenn ich mich darauf einließe, würde ich es sehr bald bereuen.

Woher konnte ich das wissen?

Eltern, Geschwister, Lehrer – keiner hatte mit mir über Drogen geredet, und ich kann mich auch nicht erinnern, dass irgendein Mitschüler davon abgeraten hätte.

Der britische Biologe und Autor Rupert Sheldrake wurde in den achtziger Jahren durch seine Theorie der morphischen Felder berühmt. Demnach hat die Natur insgesamt ein Gedächtnis. Beobachtungen an Affen zeigten, dass Errungenschaften einer Gruppe auch anderen zuteilwurden, obwohl beide Gruppen in keinerlei Kontakt standen. Begannen beispielsweise Affen einer besonderen Art auf Java, Früchte zu waschen, bevor sie diese verspeisten, taten es ihnen Artgenossen an weit entfernten Orten nach, als hätten sie sich abgesprochen. Nach Sheldrake hatten sich die neuen Fähigkeiten bestimmter Affen anderen über das morphische Feld mitgeteilt, also über eine unsichtbare Verbindung, die den Austausch von Errungenschaften über weite Distanzen möglich macht. Sheldrakes Theorie eines intelligenten Universums stieß auf heftige Kritik seitens seiner Kollegen. Ob diese Kritik berechtigt ist oder nicht, interessiert mich an dieser Stelle wenig. Mir geht es um die Idee eines intelligenten Feldes, denn ich bin von dessen Existenz überzeugt.

Nicht wenige Erfindungen wurden nahezu zeitgleich und gänzlich unabhängig voneinander an verschiedenen Orten der Welt gemacht. Nicht selten hat man das Gefühl, es liegt etwas in der Luft, und reagiert darauf. Ähnlich wie viele andere Menschen.

In diesem Zusammenhang nun zurück zu meinen Erfahrungen als Fast-Erwachsener: Ich denke, ich wusste damals ziemlich genau, was für ein Dämon Heroin ist, was für ein Monster Kokain und dass man den bösen Geist des Alkohols besser in der Flasche lässt. Dies gehörte zu meinem inneren Wissen – dessen war ich mir aber nicht bewusst. Zumindest nicht so bewusst, dass ich dieses Wissen klar und deutlich hätte äußern können. Und trotzdem habe ich mich meinem inneren Wissen entsprechend verhalten.

Warum?

Ganz einfach: weil ich leben und nicht sterben wollte – und dies habe ich immer klar und deutlich in mir gefühlt.

Warum ich dann trotzdem angefangen habe zu rauchen?

Wahrscheinlich, weil ich neugierig darauf war, das Rauchen als Kleine-Jungen-Streich gesehen und gedacht habe, das kann ich locker bringen, ohne mir groß zu schaden. Und so war es auch. Als ich es nicht mehr so locker bringen konnte, weil ich mir eingestehen musste, offensichtlich nikotinabhängig zu sein, habe ich es ja auch aufgegeben.

Todessehnsucht, dies kann man daraus schließen, hatte ich in meiner Jugend wohl nicht, ein Faible für die Unterwerfung unter die Oberhoheit der Sucht aber sehr wohl. Laut der hier von mir entworfenen Logik muss das so sein, denn sonst hätte ich das Rauchen nie angefangen.

Dies ist also meine Überzeugung: Niemand stolpert absichtslos in eine Sucht – obwohl von einer bewussten Absicht deshalb noch lange nicht die Rede sein kann.

Doch wie war das bei Ihnen, liebe Leserin, lieber Leser? Sind Sie in Ihre Sucht hineingestolpert oder direkt in die Abhängigkeit marschiert? Und, was womöglich noch viel wichtiger ist: War vielleicht doch Todessehnsucht mit im Spiel?

Anders ausgedrückt: Wollen Sie leben, aber ganz oft auch tot sein?

Finden Sie wiederum Antworten auf diese Fragen, indem Sie immer wieder daran denken und dann zur Kenntnis nehmen, was Ihnen in den Sinn kommt.

Lesen Sie bitte erst weiter, wenn Sie mit Ihren Antworten zufrieden sind.

Der achte Satz der Kraft

Im Wissen um den Tod liebe ich das Leben.

Der achte Satz der Kraft hat große Wucht. Die Eindeutigkeit der Aussage erscheint aber nicht jedem angenehm. Manche Menschen könnten den Satz verkürzen wollen, indem sie das Wissen um den Tod weglassen und das Leben einfach so lieben. Doch das würde die Kraft schmälern, denn die Liebe zum Leben erfährt eine besondere Konzentration durch das Wissen um den Tod.

Daher der achte Satz der Kraft.

Im Wissen um den Tod liebe ich das Leben.

Je bewusster uns die natürliche Länge einer Lebensspanne ist und wir deren mögliche Kürze nicht aus den Augen verlieren, umso mehr wertschätzen wir das Leben, welches uns geschenkt worden ist. Und zwar genau in diesem Moment, wo wir leben und uns dessen bewusst sind. Wir begreifen, dass dieses Geschenk mit Dankbarkeit und Hingabe angenommen werden will. Und wir verstehen, dass die Sehnsucht nach dem Tod ein Verschenken des Lebens bedeutet.

In diesem Bewusstsein legen Sie daher Ihre Hand erneut auf den Umriss meiner Hand auf der nächsten Seite und sprechen so wach und klar wie nur irgend möglich dreimal hörbar aus:

«Im Wissen um den Tod liebe ich das Leben.»

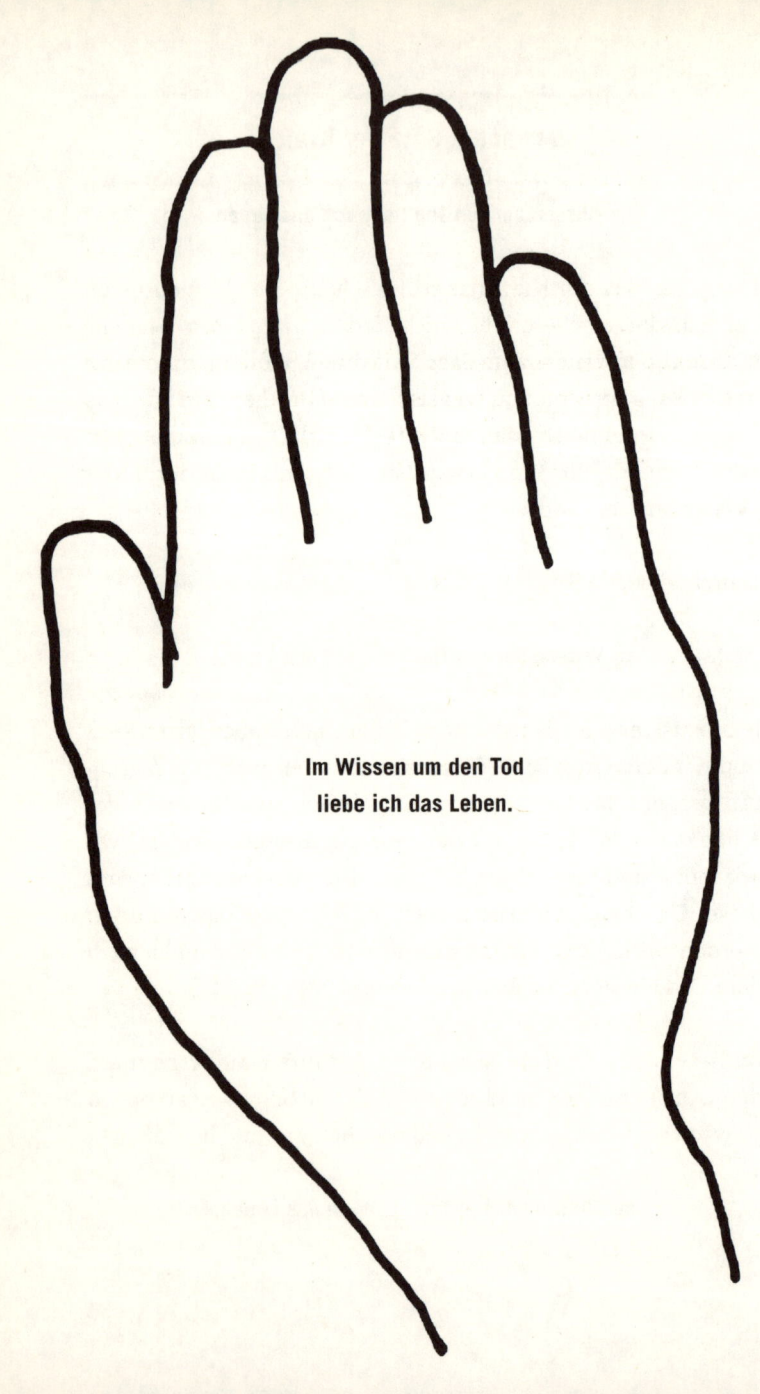

**Im Wissen um den Tod
liebe ich das Leben.**

Neunte Zusammenfassung

▼ Liebe Leserin, lieber Leser, streben Sie eigentlich nach Gott? Denn Sie suchen eine übergeordnete Instanz. Und weil Sie sonst keine für sich gefunden haben, sind Sie bei der Sucht hängengeblieben.

Trifft das zu?

▼ Oder doch die ganz profane Sklaverei? Sie wünschen ganz einfach geknechtet zu werden – im Schmerz, zum Beispiel beim Entzug und dem Gieren nach Stoff, egal, ob Nikotin, Alkohol oder anderen Drogen, spüren Sie sich selbst. Mehr jedenfalls als sonst. Das hat Ihnen die Sucht gegeben. So wurden Sie zum Sklaven der Sucht.

Trifft dies zu?

▼ Oder Sie wünschen, so seltsam das auch erscheinen mag, zu sterben. Sie wollen ganz einfach tot sein, doch fehlt Ihnen der Mut, sich das Leben zu nehmen, denn Sie wünschen einen Abgang in Raten. Doch unter die Erde soll es gehen. Denn genau so verhalten Sie sich.

Trifft dieses zu?

Ich bin an dieser Stelle sicher: Sie kennen die Antwort.

▲ Fein. Selbsterkenntnis ist eine starke Position, die Freiheit schafft. Nämlich freier zu leben. Befreit auch von Sucht. Das jedenfalls ist der Inhalt des siebten Satzes der Kraft.

▲ Um schließlich im Wissen um den Tod das Leben zu lieben – Inhalt des achten Satzes der Kraft.

Substanz, Sucht und Surrogat

Heroin und sämtliche übrigen Opiate fungieren als Surrogate für die sogenannte ozeanische Phase.

Die «ozeanische Phase» als Begriff ist eine Schöpfung des Psychologen Stanislav Grof und meint die ersten fünf Monate der Schwangerschaft. Denn diese Zeit wird von dem heranwachsenden Kind als ozeanisch empfunden. Wattig-weich fühlt es sich in dieser Frühphase seines Daseins geborgen. Ein herrlicher Zustand, grenzenlos fast wie der grenzenlose Raum allen Geistes, doch auf eine äußerst zarte Weise bereits körperlich begrenzt. Das heranwachsende Kind ruht in der Mutter geborgen und erlebt beglückt die Entfaltung körperlich-sensorischer Erfahrungen. Sofern die Mutter die Schwangerschaft genießt und dem Kind die ozeanische Geborgenheit ermöglicht.

Im «Buch der Ankunft – Der Weg der Seele bis zur Geburt» schrieb ich ausführlich über diese Lebensphase. Aus einer anderen Perspektive auch im «Buch des Übergangs – Spirituelle Medizin und Sterbebegleitung». Etwas weniger umfangreich auch in «Spirituelle Medizin – Heilen mit der Kraft des Geistes». Und bei «Resonanzmedizin – Manifest der nachhaltigen Heilkunst» kam ich nicht daran vorbei.

Der Lebensbeginn eines Menschen prägt sein weiteres Dasein in einem sehr hohen Maße. Läuft am Anfang etwas schief, geht es nicht selten problematisch weiter. Und manchmal endet ein Leben auch ähnlich problematisch, wie es begonnen hat.

Die Prozesse des Lebensbeginns und des Lebensendes sind ebenso nicht Thema dieses Buches.

Doch Bedürftigkeit und Abhängigkeit erwachsen sehr

häufig aus dem Lebensbeginn. Oder vielmehr aus Mangel-erfahrungen oder destruktiven Erlebnissen am Anfang des Lebens.

Denn die Saat der Sucht wird sehr früh gesät.

Wird die ozeanische Phase gestört, weil die Mutter beispielsweise die Schwangerschaft eigentlich nicht will, mit dem Gedanken einer Abtreibung spielt und die Tage mit Treppensteigen verbringt, damit der Embryo abgeht, so macht das Kind eine destruktive Erfahrung. Es fühlt sich bedroht und erlebt die ozeanische Phase als bedrohlich. Daraus erwächst das Bedürfnis nach ozeanischem Geborgensein, und Opiate, allen voran Heroin, sind die Surrogate dafür.

Ist die Schwangerschaft vergleichsweise gut verlaufen, das Kind dem Leben in Liebe und Geborgenheit zugewachsen, die Austreibungsphase hingegen extrem schmerzhaft für Mutter und Kind und die Geburt sogar beinahe tödlich, so kann sich auch daraus ein Bedürfnis nach einem Surrogat entwickeln. Häufig wird dann später Kokain oder Speed genommen. Wird ein Kind nur kurz oder gar nicht gestillt, von der Mutter während der ersten Lebensmonate eher funktional als liebevoll behandelt, so haben diese Menschen später eine hohe Anfälligkeit fürs Rauchen. Dabei geht es weniger um die Sucht nach Nikotin an sich, sondern um die Form der Sucht, also das Saugen und Inhalieren und das Bedürfnis, dies in regelmäßigen Abständen zu tun. Regelmäßig wie Stillzeiten.

Alkohol und das Bedürfnis nach ekstatischer Leichtigkeit sind so nicht direkt zuzuordnen. Die Neigung dazu kann sich aus vielschichtigen destruktiven Lebenserfahrungen herleiten lassen, wahrscheinlich aber auch resultieren aus negativem Erleben am Lebensanfang.

Dies ist eine verknappte Darstellung. Sie beruht auf psychologischen Schubladen, in die Menschen in der Einmaligkeit ihrer Individualität natürlich nicht passen, doch die beschriebenen Schubladen bieten Anhaltspunkte zur weiteren Selbsterkenntnis.

Okay, ich wurde nur drei Wochen gestillt, Mutter war auch kein zärtlicher Typ, sondern eher ein hagerer Besen, wahrscheinlich nicht so nährend und nett, wie ich es eigentlich gern gehabt hätte – was fange ich mit dieser Information an?

Ja, ich habe lange und leidvoll geraucht, bin nun dabei, diese Sucht hinter mir zu lassen – doch was hilft mir die Überlegung, dass ich früher wohl gern mehr Zärtlichkeit erfahren und ausgiebiger genuckelt hätte?

Ganz einfach: Es verhilft zu der Erkenntnis, dass es beim Rauchen weniger ums Rauchen an sich, sondern um etwas anderes ging, nämlich um kindliches Saugen und mütterliche Zärtlichkeit.

Als Erwachsener kann man sich daher fragen: Was kann ich tun, um meine kindlichen Bedürfnisse auf eine erwachsene Weise zu stillen? Und das läuft nicht auf neuerliches Daumenlutschen hinaus.

Eher auf bewusste Aufarbeitung, vielleicht mit psychologischer Hilfe, falls notwendig. Jedenfalls sind diese Betrachtungen wertvoll auf dem weiteren individuellen Erkenntnisweg. Allein der Gedanke, ich bin auf dem Weg zu mir selbst, achtsam wähle ich meine nächsten Schritte – allein dieser Gedanke ist heilsam. Und je mehr biographische Kenntnis dem vorausgeht, umso besser.

Denn, wie gesagt: Achtsamkeit und Bewusstheit sind die stärksten Heilmittel beim Kampf gegen Sucht.

Warum nicht einfach ohne?

«Nichtraucher im Schlaf, erster und zweiter Teil» – sind Sie noch dabei? Wie ist der Stand der Dinge an dieser Stelle?

Rauchen Sie noch?

Oder haben Sie es schon aufgegeben?

Falls Letzteres zutrifft, dann lesen Sie dieses Kapitel bitte interessehalber, also weil es ganz interessant ist und informativ.

Wenn Sie immer noch rauchen, dann können Sie wahrscheinlich umso mehr damit anfangen.

Erlauben Sie mir bitte, wiederum auf Umwegen auf den Punkt zu kommen: Ich trinke häufig Bier ohne Alkohol, fast täglich Latte macchiato entkoffeiniert – und beides schmeckt mir sehr gut.

Das bedeutet nicht, dass ich vollkommen abstinent lebe. Doch auch Koffein wirkt bei mir sehr stark. Ein Espresso – und ich rede wie ein Wasserfall, also schnell und viel, schwer zu verlangsamen und kaum zu stoppen, was ganz schön nerven kann. Daher wähle ich passende Momente dafür. Im Bewusstsein, dass Kaffee bei mir wie eine Droge wirkt.

Sehr ähnlich geht es mir mit Alkohol. Ein Glas Bier oder Wein ist hin und wieder ganz schön, meistens aber überflüssig. Dann trinke ich beispielsweise ein alkoholfreies Hefeweizen und bin glücklich damit.

Zu meiner Zeit als Raucher gab es sogenanntes Kraut, welches aus irgendwelchen getrockneten Blättern bestand und fürchterlich schmeckte, aber kein Nikotin enthielt. Ich habe es einmal und nie wieder probiert. Nikotinfreien Tabak gab es entweder noch nicht, oder ich wusste nichts davon. Jedenfalls habe ich erst kürzlich erfahren, dass es Zigaretten ohne Nikotin in Apotheken zu kaufen gibt. Keine Ahnung, wie ungesund oder gesund diese sind. Vielleicht sind sie sogar noch krebserrregender als gewöhnliche Zigaretten.

Aber darum soll es hier auch gar nicht gehen, sondern viel mehr um die Frage: mit oder ohne Nikotin?

Warum nicht einfach ohne – die wenigsten Raucher kommen auf die Idee, überhaupt darüber nachzudenken. Das liegt nicht zuletzt an der Zigarettenindustrie, die logischerweise nicht das geringste Interesse daran hat, weil nikotinfreie Zigaretten Rauchern die Möglichkeit geben, sich rauchend von der Sucht nach Nikotin zu befreien, um in Folge ziemlich wahrscheinlich das Rauchen insgesamt zu lassen.

Eigentlich nur logisch: Ist das Rauchen von der Sucht nach Nikotin entkoppelt, weil der inhalierte Rauch eben kein Nikotin mehr enthält, so bleibt nur die Gewohnheit des Rauchens an sich übrig.

Also: sich eine anstecken, zum Rauchen auf den Balkon oder vor die Tür treten, in Raucherecken rumstehen, in Raucherkneipen sitzen, Raucherpausen nutzen.

Doch wie sinnvoll ist das dann noch?

Die Antwort auf diese Frage lässt sich natürlich wesentlich entspannter finden, wenn man von der Nikotinsucht bereits befreit ist.

Aus dem Mund riecht man genauso wie vorher. Von Nichtrauchern wird man immer noch wie ein Aussätziger angesehen. Und die Raucherecken und Raucherbalkone sind auch nikotinfrei so zugig und kalt wie zuvor.

Was soll das Ganze also noch? Werden wir sehen, das klärt sich dann.

Kraut ohne Nikotin, gewaschener Tabak
oder Dampfer

Falls Sie also noch rauchen, liebe Leserin, lieber Leser – auch okay. Doch dann sind an dieser Stelle weitere Überlegungen fällig.

Sie wollen das Rauchen lassen. So viel ist sicher, sonst hätten Sie dieses Buch längst aus der Hand gelegt. Offenbar sind Sie aber noch nicht so weit, die Qualmerei zu lassen, da Sie ja noch rauchen.

Das könnte Sie ärgern. Bin ich zu blöd, zu unkonzentriert, zu haltlos, zu schwach, um es aufzugeben – könnten Sie denken.

Falsch!! Nicht vergessen: Die Nikotinsucht ist eine der stärksten Abhängigkeiten überhaupt. Kurz gesagt: Sie haben sich mit einem ziemlich kräftigen, wenn nicht gewaltigen Dämon eingelassen.

Doch wenn es Probleme bereitet, diesen Dämon sofort zu besiegen, können zusätzliche Methoden hinzugezogen werden.

Zum Beispiel die Entwöhnung mit nikotinfreien Zigaretten. In Apotheken gibt es sogenannte Kräuterretten zu kaufen, im Internet auch Kräutertabak zum Selberdrehen, Knaster genannt. Ist kein Suchtmittel wie Tabak, aber als Genussmittel ebenso wenig empfehlenswert wie Tabak, denn beim Rauchen von Kräutertabak und Kräuterretten entsteht ungefähr dieselbe Menge an Kohlenmonoxid wie beim Qualmen von Zigaretten. Auf Internetseiten kursiert die Legende, dass man Tabak auch waschen kann, weil Nikotin wasserlöslich ist. Doch vollständig auswaschbar ist das Nervengift damit nicht.

Außerdem muss ausgewaschener Tabak nach dem Waschen wiederum getrocknet werden, entweder auf der Sonnenfensterbank, im Ofen oder per Föhn, wodurch er schnell zu trocken wird oder noch zu feucht bleibt. Ein aufwendiges und in der Konsequenz auch nur bedingt effektives Verfahren zur Nikotinentwöhnung.

So gut wie kein Raucher minimiert seinen Konsum durch den Umstieg auf Zigaretten, die weniger Nikotin enthalten. Meistens wird die Abhängigkeit sogar noch angeheizt. Von den Leichten werden einfach nur mehr geraucht, damit der Giftpegel gleich bleibt.

Anders bei Kräuterretten. Der Nikotinentzug greift sofort. Und hält etwa drei Tage an. Dann ist der Körper entwöhnt.

Sehr viele Raucher, die zumindest zeitweilig aufgehört haben, sagen: «Die erste Woche – lächerlich. War überhaupt kein Problem. Doch irgendwann ...»

Über das «Irgendwann» reden wir später, doch jetzt sind Sie, liebe Leserin, lieber Leser, reif dafür, sich direkt und unmittelbar mit dem Nikotinentzug zu befassen.

Ihr Körper verlangt natürlich nach dem Gift, wenn Sie ihm innerhalb der letzten Tage Nikotin zugeführt haben. Was denken Sie?

Wahrscheinlich: «Ich will rauchen.» Was tun Sie?

Sie kaufen sich bitte keine neue Schachtel Zigaretten aus dem Automaten, kein neues Päckchen Tabak im Tabakgeschäft, sondern, wenn es denn noch was zum Qualmen sein muss, die besagten Kräuterretten aus der Apotheke. Die sind etwas teurer als normale Zigaretten, der Zigarettenindustrie und ihrer Lobby sei Dank. Egal.

Wie schmecken Kräuterretten?

«Furchtbar», sagen Sie.

Logisch. Genau so furchtbar wie die erste Zigarette, denn Rauchen an sich schmeckt furchtbar und die Kräuterretten nur furchtbar anders, also unbekannt und damit neu furchtbar. Was man natürlich sehr abschreckend furchtbar finden kann.

«Furchtbar» findet natürlich auch die Nikotinsucht, die jetzt alles dafür tut, um an den Stoff zu kommen, was Sie den Geschmack der Kräuterretten noch viel furchtbarer finden lässt. Womöglich in stündlich zunehmender Steigerung.

Sie könnten daher sofort zum Nikotinkraut zurückwechseln wollen. Das ist wahrscheinlich der erste Gedanke, den Sie haben.

Gefolgt von einem zweiten, der lautet: «Aber ich lese doch gerade das Buch, will ja auch aufhören, möchte außerdem den Autor nicht enttäuschen, beiße also die Zähne zusammen und qualme tapfer das Kraut.»

Klingt ganz gut, trotzdem hält sich meine Begeisterung in Grenzen.

Mir müssen Sie, liebe Leserin, lieber Leser, nun wirklich keinen Gefallen tun. Was auch immer Sie mit diesem Buch anstellen – Sie tun es für sich.

Also: Kräuterretten – sind eine Möglichkeit des Entzugs. Doch wenn Sie diese zum Erbrechen finden und zusätzlich Zigaretten kaufen, um in bestimmten Momenten darauf zurückzugreifen, dann vergessen Sie's.

Oder: Nikotinpflaster. Hin und wieder eins davon, damit die Entwöhnung nicht so hammerhart ist, ansonsten die Kräuterretten. Ist das etwa kein Erfolgsmodell?

Nein, ist es leider nicht. Ich weiß, man könnte es so ver-

suchen wollen, doch das läuft auf Selbstbetrug und Verlänge-
rung des Leidens hinaus.

Allerdings gibt es eine dritte Möglichkeit. Und die ist
ziemlich sicher weit weniger ungesund als die beiden zuvor
genannten: Elektrozigaretten, sogenannte Dampfer. Von
Rauchern wie Nichtrauchern als technische Albernheit belächelt, verkohlen sie keinen Tabak wie eine Zigarette und auch
kein Kraut wie eine Kräuterrette, sondern verdampfen ledig-
lich Wasser über eine Heizspirale. Der Dunst, der dabei entsteht, sieht aus wie blauer, ist aber kein Rauch, sondern eben
Wasserdampf, angereichert mit Lebensmittelaromen – und
Nikotin.

Auch wenn es noch keine medizinischen Studien über die
Auswirkungen des eDampfens auf den menschlichen Körper
gibt – auszugehen ist womöglich von einer weitaus geringe-
ren, wenn nicht zu vernachlässigenden körperlichen Belas-
tung. Sofern man die Auswirkungen der Nikotinsucht selbst
außen vor lässt.

Doch auch der kann mit Hilfe des Dampfers begegnet
werden: Liebhaber von Elektrozigaretten mischen sich ihr sogenanntes Liquid mit Aromen und der Beigabe von Nikotin
selbst an. Damit ist auch ein fraktionierter Entzug möglich.
Also eine ausschleichende Nutzung von Nikotin. Und diese
Methode ist eine echte Alternative zum sofortigen Totalent-
zug.

Manche Raucher haben das Rauchen tatsächlich mit Hilfe
von Nikotinpflastern überwunden, doch nicht wenige sind
nun süchtig nach diesen Pflastern. Damit entfällt zwar das
Rumstehen an windigen Plätzen – doch für viele Raucher war
dies eine geliebte Gewohnheit mit sozialer Dimension, von

der sie nur ungern lassen mögen, weshalb sie, ja weiterhin im Klammergriff ihrer Sucht, schließlich doch wieder nach einer Zigarette greifen. Daher glaube ich, der Entzug mit Nikotinpflastern funktioniert ebenso wenig, wie Heroinentzug mit Morphiumpflastern funktionieren würde – aber auf die Idee kommt auch niemand.

Die soziale Komponente sieht natürlich bei der Kräuterrette gleichermaßen schlecht aus. Wie gesagt: Die Dinger stinken. Wer Kraut raucht, wird sofort als Krautraucher identifiziert und in der Kneipe geächtet wie jemand, der Wasser bestellt, wenn alle anderen Wodka ordern.

Was die Dampfer angeht: Mit wachsender Macht hält die Zigarettenindustrie dagegen und lanciert warnende Studien. Umso mehr formiert sich eine Fangemeinde, die den Umstieg auf Elektrozigaretten zur revolutionären Tat erklärt. Immer mehr Menschen dampfen so vor sich hin, gruppieren sich wie Raucher und dürfen dies bisher auch noch an Plätzen, wo das Rauchen verboten ist. Wie viel Nikotin in ihrem Dampf enthalten ist, sieht man dem ausgeatmeten Dunst dabei nicht an. Man könnte somit vollkommen nikotinabstinent dampfen, ohne damit im Geringsten aufzufallen. Für einige Nikotinabhängige wahrscheinlich ein Argument für den Umstieg auf die eZigarette.

Wie auch immer: Entzug braucht nun mal Entzug, meine ich. Deshalb lieber die Kräuterretten und keine Pflaster, womöglich ein fraktionierter Entzug mit dem Dampfer. Doch noch besser: kein Pflaster, keine eZigarette und auch kein nikotinfreies Kraut.

Mal wieder 'ne Richtige

Warum eigentlich nicht? Mal wieder eine Richtige zwischendurch. Eine nur. Ja, bloß eine. Dann weiter mit dem Kraut,
dem Dampfer oder dem Pflaster. Wäre doch ein guter Vorsatz,
oder?

Nein, ist bloß Selbstbetrug. Denn nur ein Zug an einer
Tabakzigarette, an einem Zigarillo, an einer Zigarre oder an
einer Pfeife – und man ist genauso «drauf» wie zuvor. Das gilt
prinzipiell bis ans Lebensende. Die Sucht nach Nikotin bleibt
im Körpergedächtnis gespeichert und wird mit der nächsten
Zigarette bestätigt oder reaktiviert.

Womöglich schreit Ihr Körper jetzt nach Nikotin. Er
schreit, das Kräuterkraut schmeckt miserabel, der Dampfer
ohne Nikotin einfach zu fad. Doch das ist nur das Geschrei
eines Süchtigen. Laut, nervig, unüberhörbar, nicht zu ignorieren, kaum wegzudenken oder wegzumeditieren. Darüber
lachen funktioniert noch am besten.

«Nur ein Kamel geht meilenweit für eine Zigarette», heißt
es.

Oder: «Wieso muss die Lunge eines Rauchers eigentlich
geteert werden? Damit der Tod bequemer reinfahren kann.»

Ist das witzig? Finden einige Leute, ich leider nicht. Was
kann man im Ernst also tun, wenn man Entzug nicht so witzig
findet und einen Riesenjieper auf einen Zug an einer richtigen
Zigarette hat, aber stattdessen Kräuterretten raucht?

Zunächst: Möglichst viel Gefallen an den Retten finden,
weil sie tatsächlich etwas Rettendes haben, um dann sehr
bald auch von diesem ungesunden Zeug die Finger zu lassen.

Dann: Den Jieper nach Nikotin so genau wie möglich beobachten. Also: Achtsamkeit auch hier entfalten.

Und: Eine Zeitlang lieber die Retten rauchen oder nikotin-frei mit dem Dampfer paffen. Plus: sich den nun folgenden neunten Kraftsatz reinziehen.

Der neunte Satz der Kraft

Befreit kann ich richtig durchatmen.

Vielleicht fühlen Sie, liebe Leserin, lieber Leser, sich noch nicht so befreit, wie Sie gern möchten. Umso bewusster sprechen und bedenken Sie bitte den neunten Satz der Kraft:

Befreit kann ich richtig durchatmen.

Legen Sie also nun erneut Ihre Hand auf den Umriss meiner Hand auf der nächsten Seite und sprechen so achtsam wie nur irgend möglich dreimal:

«Befreit kann ich richtig durchatmen.»

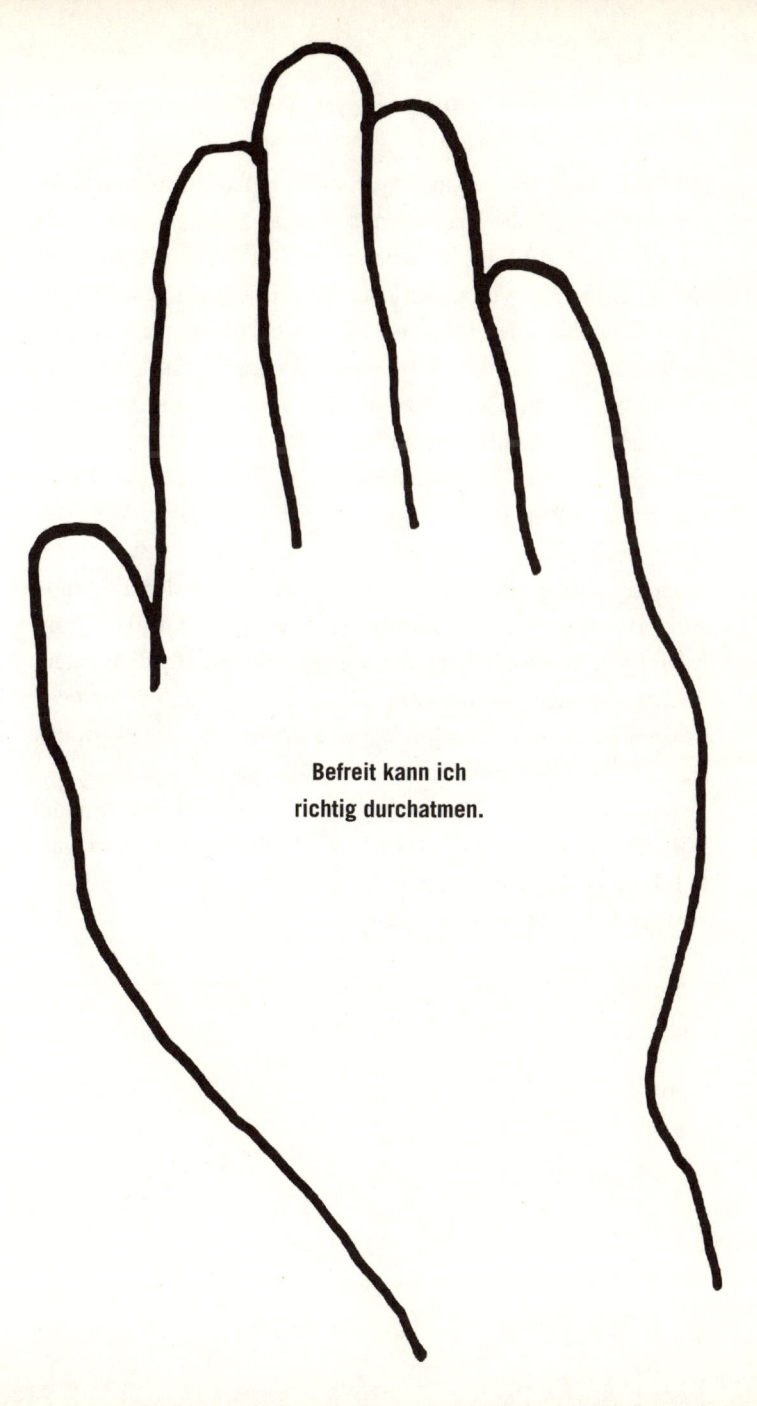

Befreit kann ich
richtig durchatmen.

Drogen kosten

Die Sucht nach Heroin sprengt sehr schnell die Grenzen eines Angestelltengehaltes, selbst im mittleren Management. Viele tausend Euro sind in überschaubarer Zeit durch die Nase gezogen, wenn das Verlangen nach Kokain täglich gestillt werden will. Zahllos auch die versoffenen Lebensversicherungen und verzechten Erbteile. Und eine Nikotinsucht ist auch nicht gerade billig. Eine Schachtel pro Tag kostet pro Monat rund 150 Euro, pro Jahr also etwa 1800 Euro.

Mich hat das, zugegebenermaßen, nie interessiert. Ich empfinde solche Rechnungen als Erbsenzählerei. Wem es hilft – auch gut.

Doch glaube ich nicht, dass ein Säufer mit der Trinkerei aufhört, weil sie teuer ist. Natürlich will jeder Junkie möglichst billig an möglichst viel möglichst reinen Stoff kommen, doch die verschossene Hypothek auf den elterlichen Besitz ist ihm vollkommen gleichgültig. Sein Wille zum Entzug speist sich aus anderen Quellen.

Ich erwähne die Thematik Geld hier tatsächlich nur der Vollständigkeit halber, weil ich der Meinung bin, dass man halbherzige Begründungen für die Suchtüberwindung vermeiden sollte. Sie taugen nichts.

Zehnte Zusammenfassung

Es gibt meiner Erfahrung nach nur zwei Wege, mit dem Rauchen aufzuhören Und beide haben nichts damit zu tun, dass Rauchen nicht ganz billig ist.

▲ Entweder vollständig, und zwar sofort.

▲ Oder halb, aber gleichermaßen endgültig.

▼ Doch die Nikotinsucht muss bei beiden Varianten möglichst schnell beendet werden.

▼ Nikotinsucht kann man eigentlich nicht ausschleichen.

▼ Der Versuch der langsamen Entwöhnung führt meistens zu einem Andauern der Sucht. Falls Sie, liebe Leserin, lieber Leser, mit dem Rauchen nicht vollständig aufhören mögen, weil Sie die Qualmerei an sich doch ganz schön finden, die Sucht nach Nikotin aber umso lästiger, dann wäre das nikotinlose Dampfen mit der Elektrozigarette oder das Rauchen von nikotinfreien Kräuterretten womöglich eine Option.

▼ Mit dem Nachteil, dass dabei aber die Gewohnheiten des Rauchens beibehalten werden, was sich womöglich erschwerend auf die Überwindung der Nikotinsucht auswirkt. Allein schon für den Fall, dass einem auf einer Party die Retten ausgehen und man dann eine «Echte» angeboten bekommt.

▼ Dann ist die Verführung groß, nach der Zigarette zu greifen – vielleicht mit dem Gedanken: «Nur diese eine noch.»

▼ Schon ist man wieder drauf. Und die Zeit der Enthaltsamkeit ist verraucht, als hätte sie es nie gegeben, denn die Absicht der Suchtüberwindung ist mit diesen wenigen Zügen an einer Zigarette erneut zu Asche verbrannt. Dann hieße es: Alles wieder auf Anfang. Und das wäre wirklich traurig.

▲ Wenn es die Technik «Nichtraucher im Schlaf» nicht gäbe.

▲ «Nichtraucher im Schlaf», das ist die Kardinalmethode dieses Buches. Das Beste, das Wirksamste und Nachhaltigste, was Sie zur endgültigen Überwindung Ihrer Sucht tun können.

▲ Solange Sie «Nichtraucher im Schlaf» praktizieren, sammeln Sie Kraft.

▲ Und der neunte Satz der Kraft hilft Ihnen dabei: «Befreit kann ich richtig durchatmen.»

Falsche Freunde

Menschen, die Alkohol trinken, haben häufig ein kleines Problem mit Menschen, die das nicht tun.

«Wie, du trinkst nichts? Ach, sei nicht so, trink doch einen mit. Nur heute, weil's so schön ist.»

Der Einfachheit halber nenne ich die Trinker hier auch genauso – selbst wenn sie es im Sinne von «Alkoholiker» vielleicht nicht oder noch nicht sind.

Die Trinker treffen sich womöglich einmal oder zweimal die Woche in einer Kneipe, um zu reden und zu trinken. Oder vielmehr zu saufen, denn unter sieben bis zehn Bier wankt keiner von ihnen nach Hause. Und das Reden der Trinker ist eigentlich auch kein Reden, sondern Gerede im Sinne von Quatschen, denn wenn es wirklich etwas zu bereden gäbe, dann wollten auch die Trinker dabei lieber nüchtern sein. Zu leicht könnten durch Quatschen und Lallen Missverständnisse entstehen.

Daher werden an Stammtischen gern ernsthaft anmutende Gespräche geführt, wirklich ernsthafte aber nicht, denn das Stammtischgerede soll jederzeit und folgenlos in Stammtischgequatsche und -gelalle entgleisen können.

Was tun, wenn man mit so einer Runde befreundet ist und beschlossen hat, den Alkohol aufzugeben?

Suchttherapeuten würden jetzt sagen: «Sich neue Freunde suchen, denn die alten passen nicht mehr.»

Bedauerlicherweise lassen sich alte Freunde nicht über Nacht in neue verwandeln. Die Trinkerrunde, das sind gute Freunde, auch wenn sie nun alles daransetzen werden, meine neue Abstinenz zu beenden, damit ich in ihren Augen wieder der Alte werde.

Freunde mögen grundsätzlich keine Neuerungen. Sie wollen, dass man bleibt wie gehabt und nicht aus ihrer Reihe tanzt, denn individuelle Veränderungen riechen nach Rebellion. Das war schon damals bei der Truppe so, und Korpsgeist ist aus keinem eingeschworenen Personenkreis wegzudenken. Aus einer Trinkerrunde ebenso wenig wie aus dem Kreis der Freunde.

Ich esse beispielsweise kein Schweinefleisch, aber hin und wieder Rind, bin also kein Vegetarier, was in großstädtischen Regionen heute keine langen Erklärungen mehr erfordert. Aber jemand, der kein Schwein isst? Kann ja auch ein Taliban sein. Wenn ich also irgendwo eingeladen bin und sage: «Sorry, das Schwein esse ich leider nicht», gibt es sofort Erklärungsbedarf, der sich zu Erklärungsnot steigern kann, denn die Gastgeber wissen auf einmal nicht mehr, woran sie mit mir sind.

Man kennt ihn zwar, ganz nett, Autor einiger Bücher, ein Heiler, verständlich, wenn er Vegetarier wäre, aber bloß Schwein isst er nicht – ist er womöglich heimlich zum Islam übergetreten?

Mit dem Islam, sagen meine Freunde, hätten sie auch kein Problem.

Haben sie auch nicht, ich weiß das. Doch mit Heimlichkeit hätten sie eins. Und das verstehe ich natürlich. Tatsächlich geht es hier nur um eines: nämlich um schlüssige und der Thematik angemessene Erklärungen.

Wie erkläre ich also, dass ich kein Schwein esse? Ganz einfach: Ich sage, dass ich davon Bauchschmerzen kriege. Das versteht jeder. Jeder isst irgendein Nahrungsmittel aus genau diesem Grund nicht. Die meisten Menschen haben irgendeine Unverträglichkeit und verstehen sofort, wenn es in meinem Falle eben eine Unverträglichkeit von Schweinefleisch ist.

«Warum nur das und nicht auch Rind und Huhn?», werde ich manchmal gefragt.

«Weiß ich auch nicht, ist halt so», erwidere ich dann, und alle sind zufrieden.

Bei Alkohol ist der Erklärungsbedarf komplexer. Keiner geht davon aus, dass Alkohol gesund ist. Nach zehn Gläsern Bier fühlt sich jeder unwohl. Einige haben auch schon erkannt, dass ein Absturz pro Woche womöglich bald ernsthafte körperliche Konsequenzen hat. Auch sie wollten die Trinkerei deshalb lassen – und haben es aber nicht geschafft. Sie haben es nicht geschafft, weil Alkohol ihre Zunge löst, und sie ohne den Mindestpegel stocksteif dasitzen. Bei Abstinenz wurden sie mit ihren Hemmungen konfrontiert. Fühlte sich nicht so gut an, also haben sie sich mit einigen Gläsern wieder enthemmt.

Auf den enthemmenden Eigenschaften von Alkohol basiert die europäische Kultur in einem maßgeblichen Ausmaß.

Wo wird nicht getrunken? Kein Empfang ohne Alkohol. Selbst bei Geschäftsessen wird häufig schon zu Mittag ein Glas Wein getrunken. Je nach Anlass reagieren die Trinker mit einer entsprechenden Mischung aus Ablehnung und Verständnis auf Abstinenz. Und zwar gerade weil Alkohol eine Droge ist.

Das ist der Unterschied zu Schweinefleisch. Schwein schmeckt vielleicht gut, ist womöglich fester Bestandteil einer Lebenshaltung und eines Selbstverständnisses – doch eine Droge ist es nun wirklich nicht. Esssüchtige sind süchtig nach übersteigerter Nahrungsaufnahme im Allgemeinen, nicht aber nach Schwein im Besonderen.

Schwein zu essen kann einem unappetitlich erscheinen,

doch ein Dämon wird aus Schweinefleisch nicht. Aus Alkohol aber sehr wohl. Alkohol versklavt seine Konsumenten. Allein schon durch das alkoholische Versprechen, ihre Zungen zu lösen, sie also zu enthemmen.

Ohne Alkohol ist es weniger lustig. Wer nicht mittrinkt, ist ein Spielverderber. Heißt es. Und an dieser Stelle sollte man daher fragen, ob das eigentlich stimmt.

Gerade kürzlich habe ich wieder festgestellt, dass der Genuss von einem Glas Champagner nicht nur bei mir das Gefühl einer besonderen Leichtigkeit erzeugt. Man könnte meinen, dies ergab sich aus einem besonderen Moment an einem besonderen Ort und der Champagner diente als sogenanntes Luxusgetränk nur dem Ausdruck von Lässigkeit, spielte aber im Sinne einer berauschenden Zugabe nur eine Nebenrolle. War also eigentlich überflüssig. Doch das glaube ich nicht.

Ein warmer Sommerabend mit einem Glas Rosé ist auch anders als mit Mineralwasser. Wahrscheinlich ähnlich anders als ein Winterabend mit Hagebuttentee und keinem Glas Rotwein aus dem feinen Saint-Émilion.

Hagebuttentee schmeckt intensiv und manchen Menschen damit gut. Guter Wein ist jedoch ein geschmackliches Abenteuer. Nicht alle Menschen mögen dieses Abenteuer, aber zu bestreiten ist diese Tatsache nicht. Kein Wunder, wenn nicht wenige Genießer großen Gefallen daran finden. Und die Mischung aus Genuss und Gespräch hat eine ganz eigene Qualität, die nicht mit Sucht gleichzusetzen ist.

Doch diese Genießer genießen wohldosiert. Ihr Genuss hat etwas mit Achtsamkeit zu tun, denn ohne Achtsamkeit würde ihnen etwas vom Genuss entgehen. Daher betrinken sie sich auch nicht mit einem kostbaren Tropfen, denn das würde ihren Genuss eher stören. Auch Genießer genießen gern in Gesellschaft, weil sie dann über den gemeinsamen Genuss miteinander reden können. Doch wenn ein potenzieller Mitgenießer abwinkt und meint, heute sei ihm nicht danach, dann stößt er damit wahrscheinlich auf Verständnis bei den übrigen Genießern. Ein Wassertrinker in einer Runde von Weinkennern, die genüsslich am schweren Roten nippen, ist nicht zwangsläufig eine Spaßbremse.

Anders in der Gemeinschaft der Trinker, wo gerade die fünfte Runde Tequila gebracht wird. Von geschmacklichem Genuss kann hier nicht die Rede sein, es geht um den Rausch, es geht ums Betrinken. Im Kreis der Berauschten ist der Nüchterne ein Alien. Mit jeder Runde wird der Alien mehr zum Außerirdischen. Er spricht klar, wo der Rest bereits lallt, und zu all den dummen Witzen, mit denen sich die längst volltrunkenen Herrschaften dieser Welt gegenseitig unter den Tisch lachen, kann er bestenfalls grinsen. Wo ist der Witz bei dieser Sache?

Da ist keiner, wage ich an dieser Stelle zu behaupten, sondern bloß Blödelei. Aus Blödelei wird immer wieder unfreiwillige Komik, und dann gibt es wirklich etwas zu lachen. Ich weiß, das klingt nicht so nett, aber ich kann Trinkerrunden nur mit dem Blickwinkel des Anthropologen ertragen: «Ist ja interessant, was hier geschieht – Mensch sein unter dem Einfluss von Alkohol – immer wieder ein spannendes Thema für Feldstudien.»

Wenn mich die Trinker dann fragen, warum ich nicht mittrinke?

«Ich habe eine Alkoholallergie.»

«Echt.»

«Ja, echt wahr.» Nein, das ist nicht gelogen – natürlich könnte man über das Wort Allergie in diesem Zusammenhang streiten, doch eigentlich auch wieder nicht, weil Alkohol im Körper ohnehin immer allergieähnliche Prozesse auslöst. Aber ich sehe das natürlich im weiteren Sinne.

So, jetzt kennen Sie es, liebe Leserin, lieber Leser, mein kleines Geheimnis, die Formulierung, mit der ich mich dem Konsum verweigere, wenn Gruppenzwang entsteht. Genau das Gleiche sage ich bei Kaffee, denn auch Kaffeetrinker reagieren häufig beleidigt, wenn man eine Tasse nicht mittrinkt.

So funktioniert es – doch leider nicht sofort. Die Begründung «Allergie» muss viele Male wiederholt werden. Unzählige Male muss man in der Trinkerrunde mit einem Glas Wasser in der Hand ausharren und das Wort «Allergie» in die Runde werfen. Erst wenn man sich als verlässlich anwesender Störfaktor erwiesen hat, ist die Trinkerrunde desensibilisiert und akzeptiert den einen Abstinenten – in der Hoffnung, dass es nicht mehr werden.

Dieses Vorgehen, so kann man sich leicht denken, erfordert sehr viel Geduld. Allerdings haben Freunde Geduld verdient, denn Freunde sind kostbar, vor allem alte Freunde, die einen sehr lange kennen. Neue Freunde können einen die alten vergessen lassen, ersetzen können sie die alten aber nicht. Dafür fehlt die gemeinsame Biographie.

Selbst wenn alle meine alten Freunde Trinker wären, würden ich sie nicht missen wollen – solange sie mich abstinent sein lassen, solange sie also akzeptieren, dass ich anders lebe als sie.

«Wenn dir die alten Freunde nicht mehr passen, dann suche dir einfach neue» – diesen Vorschlag halte ich für kurzsichtig, ignorant und sehr egoistisch, weil die alten Freunde einen ja auch brauchen. Aber: Ein Qualitätsmerkmal von Freundschaft ist, meine ich, dass die Freundschaft guttut, also gesund ist. Freunde bereichern einander. Freunde machen gemeinsam Erfahrungen und teilen Freuden und Nöte auf eine freundschaftliche Art.

Freundschaftlich reden sie über das, was sie bewegt, und bringen sich so gegenseitig in ihrer individuellen Entwicklung weiter. Das ist gesund.

Ungesund ist es, wenn sie sich gegenseitig runterziehen, ihre negativen Impulse gegenseitig verstärken und einander zu Taten anstiften, für die sie später womöglich büßen müssen. Ungesund ist es auch, wenn Freunde einander zum Konsum von Suchtstoffen ermuntern, um später die Abhängigkeit des anderen zu diagnostizieren, sich aber nicht berufen zu fühlen, deren Überwindung zu unterstützen. Das, behaupte ich, sind eigentlich keine Freundschaften, sondern vielmehr destruktive Beziehungen.

Halt! Ist das nicht zu streng? Dann wäre ja jeder, der mir je eine Zigarette, ein Bier oder einen Joint angeboten hat, keine Freund, jedenfalls kein guter, kein wahrer, kein echter – nach Meinung des Autors.

Ach, ihr guten, wahren und echten Freunde, warum gibt es von euch nur so wenige?

Nein, im Ernst: der Einwand ist natürlich vollkommen richtig. Nach den genannten Kriterien bleibt von den vielen Freunden keiner übrig. Und was eine gesunde, weniger gesunde und ungesunde Freundschaft ist, sollte jeder für sich selbst entscheiden.

Doch darüber nachzudenken, wie gesund oder ungesund die bestehenden Freundschaften, also die eigenen Freunde, für einen sind, ist sehr heilsam. Vor allem, wenn man sich nun fragt, wie mit den rauchenden Freunden als Nichtraucher umzugehen ist.

Mit den Rauchern ist es ja sehr ähnlich wie mit den Trinkern. Auch Raucher mögen keine Nichtraucher, weil sie eigentlich gern selbst Nichtraucher wären, es aber bisher nicht schafften. Rein theoretisch gönnen sie einem anderen den Sieg, praktisch aber nicht. Also bieten sie einem ständig Zigaretten an und nennen diesen Bekehrungsversuch auch noch höflich. Es bringt wenig, darüber zu diskutieren. Als Raucher handelte man womöglich selber so.

Was tun also als Nichtraucher unter Raucherfreunden?

Eigentlich keine schwierige Frage: Die Trinker sind viel vehementer beim Versuch, alle Abstinenten zum Mittrinken zu ermuntern. Die Raucher sind jedoch gegenwärtiger. Sie rauchen ja den ganzen Tag. Ständig stecken sie sich möglichst genussvoll eine an.

Jedenfalls tun sie alles dafür, damit es genussvoll wirkt, auch wenn es längst keine Freude mehr ist, und rekrutieren auf diese Weise, meistens unwillentlich, immer neue Raucher.

Was also tun, wenn man mit solchen Menschen befreundet ist und es auch bleiben will?

«Hört mal alle her! Ich habe eine Nikotinallergie» – diese Ansage funktioniert leider nicht. Ebenso wenig: «Ich habe einen Schatten auf der Lunge, könnte Krebs sein, muss sofort mit dem Rauchen aufhören, sagt mein Arzt.»

Darauf die Freunde: «Recht hast du, solltest unbedingt aufhören. Willst du noch eine Zigarette?»

Oder so: «Habe schon Venenprobleme vom Rauchen. Der Arzt meint, wenn ich weiterrauche, müsste mir irgendwann vielleicht ein Bein amputiert werden.»

Nun die Freunde: «Ist ja schrecklich. Natürlich musst

du aufhören. Möglichst bald. Wenn du es dann hoffentlich schaffst. Ich kann dir jetzt gar keine Zigarette anbieten, aber wenn du unbedingt eine haben willst, kriegst du sie natürlich.»

Wenn man dann abwinkt und sagt, «habe sowieso schon aufgehört», dann ziehen sie trotzdem ein beleidigtes Gesicht.

Seltsam, warum das gerade beim Rauchen so ist. Vielleicht, weil der Bundesminister warnt: «Rauchen kann tödlich sein.»

Irgendwie gehen nun alle Raucher davon aus, dass Rauchen zum Tode führen kann. Der Verlust eines Beines erscheint irgendwie läppisch dagegen. Vor allem, wenn noch beide dran sind und der Verlust nur droht.

Ich finde auch die Drohung überhaupt nicht läppisch. Manchen Menschen sieht man ihre Durchblutungsprobleme bereits mit achtzehn an. Mit fünfundzwanzig sterben ihnen regelmäßig die Fuß- und Fingerspitzen ab. Sie rauchen aber trotzdem weiter. Wäre ich mit einem solchen Menschen befreundet, würde ich sagen: «Schaue dich bitte aufmerksam im Spiegel an. Dein Körper mag nicht, dass du rauchst. Das ist offensichtlich. Wenn du damit weitermachst, geht es vielleicht für die Gliedmaßen übel aus. Willst du das wirklich?» Garantiert würde ich einem solchen Freund keine Zigaretten anbieten. Selbst wenn ich noch rauchen würde.

Doch die eigentliche Frage ist ja: Wie schaffe ich es, mich von anderen nicht wieder verführen zu lassen, wenn ich gerade mit dem Rauchen aufgehört habe?

Dazu erzähle ich Ihnen nun, wie ich das geschafft habe:

Während ich das Rauchen im Schlaf aufgab (wie in den gleichnamigen Kapiteln beschrieben), blieb ich meinen immer noch rauchenden Freunden aber treu. Ich ging in dieselben verrauchten Musikclubs wie zuvor und änderte an diesen Gewohnheiten auch nichts. Außerdem hatte ich (obwohl ich bei der Visualisierung in der Einschlafphase die Zigarettenpackung ja immer wieder wegwarf und später die letzte angebrochene Packung auch dem Mülleimer übergeben hatte) immer eine ungeöffnete Schachtel Zigaretten dabei, um, wie ich meinen Freunden erklärte, «jederzeit wieder rauchen zu können, sobald mir danach war».

Wenn mir einer meiner Freunde eine Zigarette anbot, zog ich meine Schachtel aus der Tasche und sagt: «Danke, nicht nötig.»

Etwa ein Jahr trug ich die Schachtel bei mir. Ich habe sie nie geöffnet, auch nicht, wenn ich um eine Zigarette gebeten wurde, dann habe ich sie verschenkt.

Meine Freunde verstanden ziemlich schnell, dass ich nicht mehr rauchte, und boten mir keine Zigaretten mehr an.

So konnte ich meine Freundschaften bewahren und auch mein altes, mir vertrautes und geliebtes Leben mit seinen vertrauten und geliebten Gewohnheiten. Nur die Gewohnheit zu rauchen war weg. Ansonsten verlief die Entwöhnung ohne weitere Verluste.

Auch deshalb ist es mir vergleichsweise leichtgefallen, Nichtraucher zu werden.

Entwöhnung ohne weitere Verluste

Die Überwindung einer Sucht ist großartig. Wer wollte das bezweifeln? Das Gefühl der Befreiung kann phantastisch und erhebend sein. Und wird ziemlich wahrscheinlich gleichzeitig begleitet vom Empfinden eines Verlustes. Etwas Vertrautes fällt plötzlich weg. Neues kommt und Altes geht. Tatsächlich werden Neuerungen insgesamt von solchen widerstreitenden Gefühlen begleitet. Hurra, auf ein Neues – doch schade ums Vertraute. Freude und Trauer liegen dicht beieinander. Daraus ergibt sich Melancholie, eine Empfindung, die fast jeden Neuanfang begleitet.

Umso wichtiger ist es, dabei nicht die gesamte Vergangenheit über Bord zu werfen, also die weiteren Verluste möglichst gering zu halten. So ist der Entzug einfacher – für die meisten Menschen jedenfalls, und ich habe mich von meiner Nikotinsucht auf diese eher sanfte Weise verabschiedet.

Andere Menschen brauchen radikalere Schritte, wenn nicht radikalste Schnitte. Mit dem Rauchen geben sie auch gleich ihre Wohnung auf, übersiedeln in eine fremde Stadt oder ein fremdes Land und werden auch noch Veganer dazu. Auch das funktioniert bisweilen bestens. Vor allem, wenn die Wechsel längst überfällig, also überreif sind.

Manchmal ist dies die stärkere Variante. Eigentlich halten sich auch dabei die Verluste in Grenzen. Der Wechsel der Wohnung stand schon lange an, vielleicht weil die Liebesbeziehung von einst sich zum Schmerzensverhältnis von heute gewandelt hatte, der ehemals begehrte Job zum leidvollen Arbeitsjoch mutiert war und die alten Freunde alt geworden und stehen geblieben waren und daher eine grundlegende Veränderung der allgemeinen Lebensverhältnisse so notwendig erschien wie das Kurieren von der Zigarettenabhängigkeit. Dieses und mehr wollte dringend gelassen werden. Sofort und kompromisslos. Wer so einen inneren Ruf hört, sollte ihm unbedingt folgen. Denn wer diesen Ruf überhört oder ignoriert, der bleibt womöglich lange in einer ungeliebten Lebensschleife hängen. Und Stagnation ist der größte Verlust überhaupt.

Das Rauchen habe ich auf die Art nicht gelassen, dafür aber anderes, Jobs wie Beziehungen, und ich habe es nicht bereut.

Das sind die zwei Formen, um Ballast abzuwerfen:

Einzeln, zum Beispiel in Form einer einzigen Sucht, der Nikotinabhängigkeit etwa. Oder im Bündel. Also Nikotin plus Kaffee plus Alkohol plus Wohnung plus Job plus Beziehung – oder so ähnlich, jedenfalls vieles auf einmal und das radikal und sofort.

Was ist für Sie, liebe Leserin, lieber Leser, der kraftvollste Weg? Was wird sich auf Dauer als das Beste erweisen?

Darüber bitte ich Sie nachzudenken. Mindestens einen Tag. Um erst danach weiterzulesen.

Elfte Zusammenfassung

Freunde – es ist relativ einfach, sie zu verlieren, und manchmal schwierig, sie zu bewahren. Manche Freunde rauchen, manche trinken, manche nehmen andere Drogen, manche nehme keine, wirken aber wie auf Droge, und manch andere sind gefangen in Verhaltensweisen, die zwanghaft wirken. Wenn wir uns von allen diesen Freunden trennen wollten, blieben womöglich keine mehr übrig.

▼ Dann wären wir ohne Freunde.

▲ Freunde sind Menschen, mit denen wir unser Glück teilen und unsere Trauer.

▲ Freunde helfen uns, wenn wir sie brauchen.

▼ Ohne Freunde stünden wir ziemlich einsam da und in diesem Sinne arm. Ist das heilsam?

Ich glaube, nicht.

▼ Im Kampf gegen Sucht, so meine ich, hilft diese Armut, diese Einsamkeit jedenfalls nicht.

▲ Im Kampf gegen Sucht braucht man Freunde, die einen bei der Überwindung der Abhängigkeit unterstützen.

▼ Saufkumpane braucht man allerdings nicht, wenn man Alkoholabhängigkeit überwinden will.

▼ Falsche Freunde, die einen zum Trinken überreden, wenn man gerade eben «trocken» ist, natürlich auch nicht. Ebenso wenig Bekannte, die einem mit missionarischem Eifer Zigaretten anbieten, wenn man gerade das Rauchen aufgegeben hat.

▲ Die falschen Freunde und nicht so netten Bekannten lässt man am besten sofort ziehen, um die echten Freunde zu bewahren.

▲ Und dann ist es auch noch hilfreich, wenn man einen sehr

guten Grund hat, um die Sucht zu beenden, und diesen Beweggrund auch mitteilt.

Es gibt zwei Arten, sein Leben zu verändern: die konzentrierte oder die radikale Weise.

▲ Die konzentrierte Weise meint die Fokussierung auf ein bestimmtes Problem, zum Beispiel die Überwindung der Sucht nach Nikotin und die Vernachlässigung weiterer Problematiken, etwa das Verlangen nach Kaffee.

▲ Die radikale Weise bedeutet, mit der Nikotinsucht auch die Kaffeeabhängigkeit, die Lust auf Alkohol und womöglich auch noch Sexsucht zu überwinden, nebenbei die Wohnung aufzugeben, weil man darin jahrelang geraucht und getrunken hat, und zusätzlich noch die Partnerschaft zu beenden, weil der Partner von Suchtstoffentwöhnung nichts wissen will und die Liebe ohnehin verraucht ist.

▲ Beide Arten funktionieren.

▲ Die Frage ist nur, was in diesen Zeiten der kraftvollste Weg ist, um wirklich konsequent zu sein und es auch zu bleiben.

Hin und wieder rauchen – warum eigentlich nicht?

Solche Menschen gibt es, meistens sind es Frauen – Gelegenheitsraucherinnen. An manchen Abenden rauchen sie. Eine Zigarette, manchmal auch zehn. Dann lassen sie es wieder. Auf der nächsten Party sieht man sie wieder mit einer Zigarette im Mund fröhlich inhalieren. Die nächsten Tage und Wochen während der Arbeit und danach – nichts. Da rauchen sie einfach nicht. Aber dann plötzlich wieder.

Echte Raucher verwirrt das. Sie sind so süchtig, dass sie es kaum eine Stunde ohne Zigarette aushalten. Und wenn sie das Rauchen dann aufgeben, sind sie sehr schnell wieder süchtig, wenn sie erneut damit anfangen.

Das verwirrt auch die Gelegenheitsraucher. Sie fangen an und hören auf, wie es ihnen beliebt, die Sucht nach Nikotin ist ihnen eigentlich ein Rätsel, weil sie selbst keine spüren. Es fehlen ihnen ganz einfach die entsprechenden Rezeptoren im Gehirn.

Mit Gelegenheitsrauchern können Sie, liebe Leserin, lieber Leser, und ich uns nicht vergleichen. Leider. Denn anders als sie waren wir süchtig und würden bei nächster Gelegenheit wieder süchtig.

Deshalb sind Gelegenheitsraucher sehr gefährlich für uns. Sie führen uns vor, dass man hin und wieder genussvoll und entspannt rauchen kann. Ohne es zu wollen, suggerieren sie uns, dass wir sein können wie sie: sporadische Raucher, die voller Hingabe an den qualmenden Moment eine ganze Schachtel wegbarzen können, um das Rauchen dann einen ganzen Monat lang oder länger anstrengungslos wieder zu lassen.

Gelegenheitsraucher stehen daher auch nie an zugigen Ecken herum, um zu rauchen. Sie rauchen auch nie beim Gehen auf der Straße. Gleich am Morgen, direkt nach dem Aufwachen stecken sie sich ebenfalls keine an. Warum nicht? Es fällt ihnen an unpassenden Orten und zu unpassenden Zeiten ganz einfach nicht ein. Weil sie nicht süchtig sind, kann sie auch keine Sucht daran erinnern, zu rauchen.

Wir können die Gelegenheitsraucher bewundern, sie beneiden, doch uns mit ihnen verwechseln sollten wir nicht. Wir sind nicht wie sie und werden nicht wie sie.

Wir waren süchtig.

Und werden es wieder sein – sobald wir den Suchtstoff von einst erneut konsumieren. Wenn wir jetzt aufhören, bleiben wir clean – solange wir nicht wieder anfangen.

Wer nach Nikotin süchtig war, muss sich dies jetzt eingestehen. Wer nach Alkohol süchtig war, muss sich dies jetzt eingestehen.

Wer nach irgendeiner anderen Droge süchtig war, muss sich dies nun eingestehen.

Erst dieses Eingeständnis schafft die Grundlage für einen dauerhaften, einen permanenten Verzicht.

Erst dieses Eingeständnis schafft das Fundament für Wachstum über die Grenzen der Sucht hinaus.

Adieu Heimat

Es ist schwer, die Heimat zu verlassen. Doch womöglich wird es in der Heimat so ungemütlich, dass man gezwungen ist, zu neuen Ufern aufzubrechen, weil es in der Heimat kein Bleiben geben kann – jedenfalls kein friedvolles. Wer Frieden liebt und Frieden will, muss sich daher bewegen. Ständig geschieht dies irgendwo auf der Welt, aber in Westeuropa ist man nicht daran gewöhnt, denn Westeuropa als Heimat ist schon seit vielen Jahrzehnten stabil, und es gibt keinen zwingenden Grund, diese verlässliche Heimat zu verlassen.

Warum erzähle ich das?

Weil Heimat auch in einem weiteren Sinn begriffen werden kann. Heimat ist alles, was einem vertraut ist. Daher wird auch jede Sucht zur Heimat. Und in Ihrem Fall, geschätzte Leserin, wertgeschätzer Leser, zur ungeliebten Heimat, zu einer Heimat, die auf Dauer krank macht, weswegen sie verlassen werden musste oder muss.

Weil Sie dies fühlten, wage ich zu behaupten, haben Sie begonnen, im vorliegenden Buch zu lesen. Sie haben mit den Vorbereitungen zum Verlassen der Heimat der Sucht angefangen und haben erste Schritte getan, die Heimat hinter sich zu lassen.

Jetzt spüren Sie den Abschied. Empfinden Sie Freude darüber? Empfinden Sie Angst dabei?

Sind Sie nur traurig oder auch traurig? Oder spüren Sie Melancholie?

Gestatten Sie sich einige Minuten darüber nachzudenken, wie Sie sich in diesen Zeiten des Abschieds und des Aufbruchs fühlen. Wahrscheinlich sind Sie auf dem Weg, fühlen sich aber noch nicht vollständig angekommen. Wahrscheinlich ist es schön, so auf dem Weg zu sein. Womöglich ist es beängstigend, nicht genau zu wissen, ob und wie die Ankunft erfolgt. Vielleicht trauern Sie, bei aller Freude aufs Kommende, dem Vergangenen, so problematisch dies auch war, dennoch nach. Und wahrscheinlich ist das Empfinden der Melancholie, welches daraus geradezu zwangsläufig erwächst, auch irgendwie beunruhigend.

Denn mehr als jedes andere Empfinden ist das Gefühl von Melancholie ein Schwebezustand. In der Trauer lässt man sich nieder. Trauer kann einen verschlingen. In die Freude kommt man, um so lange wie nur irgend möglich in ihr zu bleiben. Doch Melancholie ist ein Durchgangsempfinden, ist weder Freude noch Trauer, weder Glück noch Frustration, sondern all das auf einmal. Denn Melancholie ist das diffuse Empfinden, aus dem alle konkreten Gefühle erwachsen. Deshalb sind Kinder oft melancholisch, können lachen und weinen zugleich, weil noch nicht feststeht, in welche emotionale Richtung sich ihr Empfinden entwickelt.

Hin zur Trauer.

Oder hin zur Freude. Zur Wut hin.

Oder zur Angst. Hin zur Liebe. Hin zum Glück.

In der Melancholie, diesem kindlichsten aller Gefühle, ist alles da. Und was ganz besonders da ist, wird sich dann zeigen.

Darum ist Melancholie so ein wunderbares Empfinden, es zeigt immer, dass gleich etwas Großes kommt: ein sehr konkretes Gefühl. Man weiß aber noch nicht, welches eindeutige Empfinden es sein wird, denn das liegt in der gegenwärtigen Melancholie wie ein momentanes Geheimnis verborgen.

Als Schwebezustand ist die Melancholie ein großes emotionales Abenteuer. Sie deutet auf etwas sehr Kraftvolles, Künftiges hin.

Je hingebungsvoller und in diesem Sinne kraftvoller Sie, liebe Leserin, lieber Leser, das Empfinden von Melancholie zulassen, umso eindeutiger erwachsen daraus Gefühle der Liebe, der Freude, des Glücks. Und umso erfreuter, beglückter und sich selbst liebender kommen Sie in Ihrer neuen Heimat an: dem Dasein als Nichtraucher.

Der zehnte Satz der Kraft

Ich überwinde nun die Grenzen der Sucht.

Großartig, die Grenzen der Sucht hinter sich zu lassen. Herrlich, das Gefängnis der Abhängigkeit zu verlassen. Schön, diese destruktive Heimat aufzugeben. Umso bewusster verinnerlichen Sie bitte den zehnten Satz der Kraft:

Ich überwinde nun die Grenzen der Sucht.

Legen Sie nun wiederum Ihre Hand auf den Umriss meiner Hand auf der nächsten Seite und sprechen so aufmerksam wie möglich dreimal:

«Ich überwinde nun die Grenzen der Sucht.»

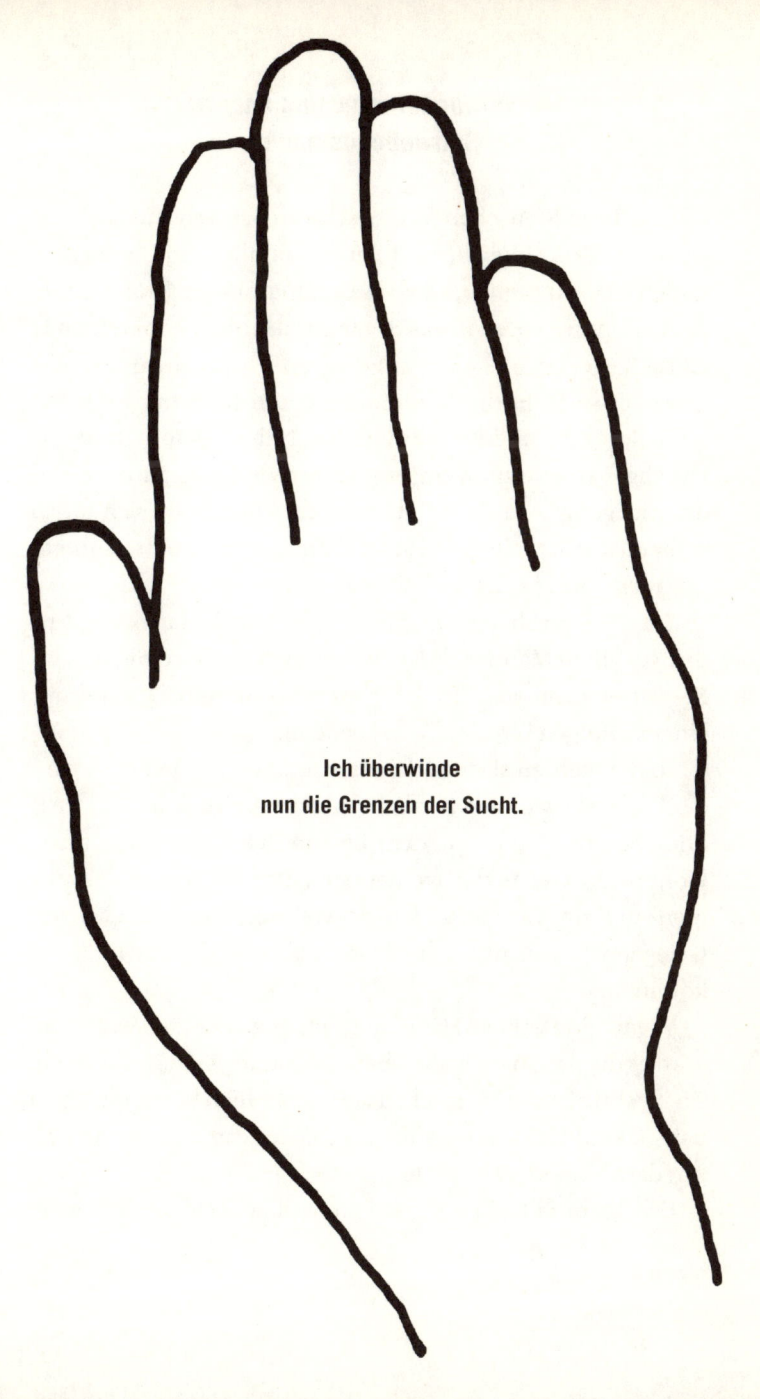

**Ich überwinde
nun die Grenzen der Sucht.**

Nichtraucher now! und andere Schwebezustände

Den meisten Menschen fällt es schwer, Schwebezustände zu genießen. Das Mögliche ist ihnen unheimlich, im Definitiven fühlen sie sich wohler, streben es also mit aller Kraft an. Sie wollen immer wissen, was Sache ist, definitiv, konkret, endgültig.

Wenn sie hungrig sind, essen sie, um satt sein. Sie essen schnell, weil sie den Zustand der Nahrungsaufnahme als Durchgangsstadium weniger schätzen als das eigentliche Ziel der Sättigung. Am Ziel angekommen, können sie sich umso früher der Abarbeitung anderer Durchgangsstadien widmen, um auch dort ans Ziel zu kommen.

Zum Beispiel beim Sex. Sinnlichkeit und Vorspiel empfinden vor allem Männer als lästige Fron vor der Vereinigung. Im Beiwohnen tun sie alles dafür, um auch diesen Zustand mit einem baldigen Orgasmus zu beenden.

Später werden sie vielleicht denken, wie schön der Beginn der Intimität war, wie herrlich die sich entfaltende Nacktheit und was für eine Magie dem Beginn der Vereinigung innewohnte. In Gedanken werden sie ausgiebig davon schwärmen und in Erinnerungen schwelgen. Um bei nächster Gelegenheit genauso schnell zur Sache und zum Ende zu kommen.

Wenn ein Paar ein Haus baut, um es später zu bewohnen, wird es die Bauphase wahrscheinlich kaum genießen können. Zu mächtig ist der Wunsch, das Haus endlich bezugsfertig zu haben. Und ist es bezugsfertig, möchte man auch keine Zeit mit dem Umzug vertrödeln.

Die Mehrheit aller Menschen will wahrscheinlich auch

lieber reich sein als reich werden. Ist ja auch nur logisch. Wer reich ist, kann sich an seinem Reichtum erfreuen. Natürlich besteht die Gefahr, aus irgendeinem Grund zu verarmen, doch noch ist der Reichtum ja da, sonst wäre man nicht reich.

Wer gerade reich wird, befindet sich auf dem Weg, reich zu sein, ist aber noch nicht angekommen. Das Unternehmen des Reichwerdens kann also scheitern, weshalb das Reichsein nach dieser Logik vorzuziehen ist.

Vorausgesetzt, dass Reichsein schöner ist, als reich zu werden.

Es bringt Sie, liebe Leserin, lieber Leser, und mich an dieser Stelle nicht weiter, darüber zu diskutieren, was Ihrer Meinung nach schöner ist – Reichsein oder Reichwerden.

Ich hoffe jedoch auf Ihre Zustimmung bei einer sehr wesentlichen Feststellung: Die meisten Menschen wollen ans Ziel kommen, doch den Weg zum Ziel schätzen sie weniger oder nicht. Die meisten Menschen wollen am Ziel sein, doch sich auf ein Ziel zuzubewegen finden sie weit weniger attraktiv.

Ein Grund dafür ist Bequemlichkeit, wenn nicht Faulheit. Der Weg ans Ziel ist beschwerlich.

Es ist nicht so ganz einfach, reich zu werden, und der Weg zum Reichtum ist daher womöglich mühselig. Es ist nicht sicher, ob die jetzt beginnende Sinnlichkeit schließlich zum Orgasmus führt, deshalb finden manche Menschen Sex anstrengend.

Aber wie anstrengend das eine wie die das andere ist, hängt vor allem davon ab, ob der Weg zum Ziel genossen werden kann oder lästig erscheint.

Und genau dies gilt auch für die Überwindung einer Sucht. Bis zur Überwindung ist man definitiv süchtig. Dann beginnt die Phase der Ungewissheit. Schaffe ich es, oder schaffe ich es nicht? Werde ich irgendwann sowieso wieder rückfällig? Kann ich den Versuch des Aufgebens daher gleich lassen? Bis sich schließlich wieder Gewissheit einstellt. Ja, ich habe es geschafft.

Wir haben bereits mehrfach über Achtsamkeit geredet. Sie, liebe Leserin, lieber Leser, sind bereit, das Rauchen aufzugeben, und auch schon dabei.

Noch gibt es innere Reflexe der Sucht nach Nikotin.

Aber Sie sind auf dem Wege, die Sucht vollständig zu überwinden. Genießen Sie den Weg, indem Sie den Weg bereits als Ziel begreifen.

Ist ja interessant, so fühlt es sich an, das Rauchen aufzugeben. Wie abenteuerlich, was ich dabei alles erlebe und über mich selbst erfahre.

So gesehen wird der Weg zum Ziel.

Dann ist es viel leichter, das Ziel auch wirklich zu erreichen.

Der elfte Satz der Kraft

Ich genieße es, auf meinem Weg zu sein.

Wir sind ständig unterwegs. Und sei es zum Supermarkt, um frische Milch zu holen. Wenn der Weg dahin freudlos erscheint, dann geht es uns mit diesem wie mit womöglich allen weiteren Wegen. Wir gehen ihn schlecht gelaunt. Wir sind immer nur damit beschäftigt, ankommen zu wollen. Und wir sind mehr mit der Zukunft als mit der Gegenwart beschäftigt. Daher soll der Weg unser Ziel sein. Das ist: Zen oder die Kunst, mit dem Rauchen aufzuhören.

In Reminiszenz an zwei legendäre Bücher der 70er Jahre: «Zen oder die Kunst des Bogenschießens» und «Zen oder die Kunst, ein Motorrad zu warten».

In beiden geht es um das Feiern des Moments – besonders aktuell in der atemlosen Gegenwart.

Ich genieße es, auf meinem Weg zu sein.

Dieser Satz ist Ausdruck der Absicht, vollständig gegenwärtig sein zu wollen. Ganz da. In diesem Moment. Ohne Zigarette im Mund. Fast befreit von Sucht, weil auf dem Wege zur vollständigen Befreiung davon. Das ist Grund zur Freude und ein Genuss an sich. Nämlich ein Abenteuer des Bewusstseins.

Im Bewusstsein, dieses Abenteuer jetzt genießen zu wollen, legen Sie bitte Ihre Hand auf den Umriss meiner Hand auf der nächsten Seite und sprechen so absichtsvoll wie möglich:

«Ich genieße es, auf meinem Weg zu sein.»

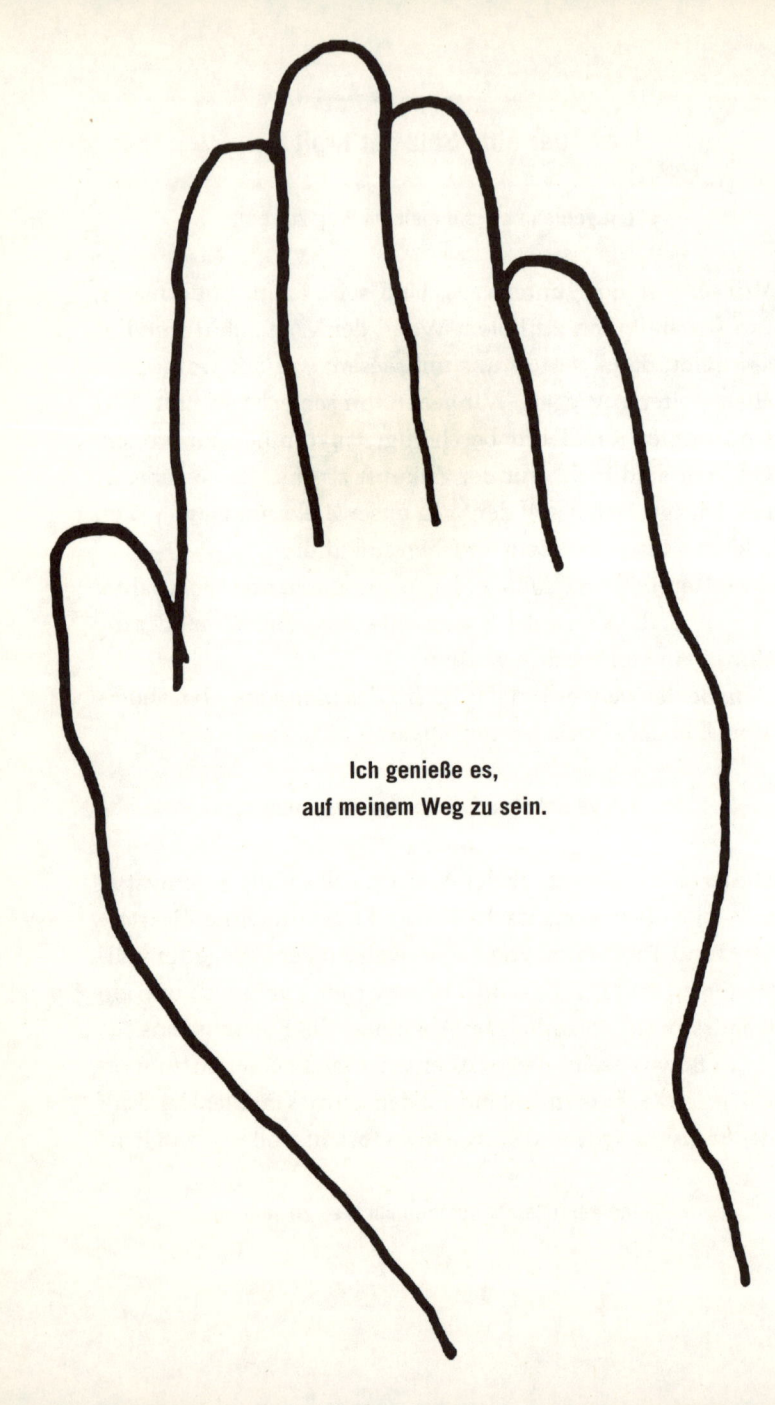

Ich genieße es,
auf meinem Weg zu sein.

Zwölfte Zusammenfassung

▼ Gelegentlich rauchen, wenn man Suchtraucher war – geht das? Nein!

▼ Gelegentlich trinken, wenn man Trinker war – ist das möglich? Nein! Was also tun?

▲ Es für immer lassen.

▲ Keinen Alkohol mehr anrühren.

▲ Keine Zigarette mehr rauchen.

▲ Dann verlassen wir die Heimat der Sucht.

▲ Und beheimaten uns in der Freiheit von Sucht.

▲ Dann wachsen wir: über die Grenzen der Sucht hinaus. Wenn wir dabei Freude empfinden, ist das kraftvoll.

Wenn wir dabei Trauer empfinden, ist das verständlich – denn jeder Abschied, so schön er auch sein mag, bedeutet die Trennung von Vertrautem.

Wenn wir dabei Angst empfinden, ist das begreiflich – denn jeder Abschied ist ein Aufbruch ins Unbekannte.

Wenn wir dabei Melancholie empfinden, so ist das natürlich – im kindlichsten aller Gefühle erleben wir den Schwebezustand des Daseins. Wir sind aufgebrochen, aber noch nicht angekommen. Das ist sehr viel auf einmal.

▲ Wir machen das Beste daraus, wenn wir dies als Fülle empfinden. Dann ist auch die Erfüllung nicht weit. Erfüllung durch die Befreiung von der Sucht.

▲ Daher auch der zehnte Satz der Kraft zur Überwindung der Grenzen der Sucht.

▲ Und der elfte Satz der Kraft. Denn den Weg, den wir gehen, gilt es mit Freude zu gehen.

Zen oder die Kunst, mit dem Rauchen aufzuhören

«Zen oder die Kunst, ein Motorrad zu warten» habe ich nie gelesen. Und «Zen oder die Kunst des Bogenschießens» habe ich vor so langer Zeit gelesen, dass ich nicht mehr genau weiß, was genau darin steht.

Ist vielleicht aber auch gar nicht nötig, wenn man sich folgende mögliche Buchtitel vergegenwärtigt:

Zen oder die Kunst, sein Brot zu streichen.

Zen oder die Kunst zuzuhören.

Zen oder die Kunst, sein Auto zu waschen.

Zen oder die Kunst, im Wald spazieren zu gehen.

Zen oder die Kunst, sich die Schuhe zuzubinden.

Zen oder die Kunst, das Bad zu putzen.

Zen oder die Kunst des Kauens.

Zen oder die Kunst des Schmeckens.

Zen oder die Kunst des Riechens.

Tatsächlich kann man vor jede Tätigkeit das Wort Zen stellen, und irgendwie verändert dies die Art des Tuns an sich. Und auch wenn sich die wenigsten Menschen bisher ernsthaft mit Zen-Buddhismus befasst haben – was unter «Zen oder die Kunst, das Bad zu putzen» zu verstehen ist, weiß intuitiv eigentlich jeder.

Wahrscheinlich wäre etwas mehr Zen in unserer Alltagswelt sehr förderlich für unser Wohlbefinden.

«Zen oder die Kunst, sein Brot zu streichen» meint ganz primitiv und direkt: Wenn du dein Brot streichst, dann mache es richtig. So richtig, wie du es selbst als richtig empfindest. So achtsam, wie du es selbst als achtsam empfindest. So voller

Freude, so beglückend, wie es dir nur als beglückend erscheinen kann, wenn du es richtig und achtsam und freudvoll tust. Der Zustand, der sich aus richtigem, achtsamem und freudvollem Tun nach der Lehre des Zen ergibt, heißt: Versenkung.

Zen-Mönche versenken sich in das, was sie gerade tun, denn sie tun es mindestens hundertprozentig.

Ich bitte Sie, liebe Leserin, lieber Leser, darüber nachzudenken, was «Zen oder die Kunst, mit dem Rauchen aufzuhören» für Sie bedeuten kann und bedeuten wird.

In diesem Moment.

Und über diesen Moment hinaus.

Der zwölfte Satz der Kraft

Ich befreie mich endgültig von meiner Sucht, indem ich sie mit ungeteilter Aufmerksamkeit, ganzer Entschlossenheit und voller Freude loslasse.

Dies, behaupte ich, ist eine Gesetzmäßigkeit menschlichen Daseins: Wir können leichter loslassen, was wir im positivsten Sinne satthaben.

Es gab in meinem Leben immer wieder Dinge, die ich in positivstem Sinne satthatte. Beispielsweise hatte ich es irgendwann satt, als Journalist in alle möglichen Weltregionen zu reisen, um über die dortigen Verhältnisse Reportagen zu schreiben. Es ist großartig, fürs Reisen bezahlt zu werden, aber schließlich hatte ich das nach meinem Empfinden oft genug gemacht, und ich hatte die Tätigkeit in bestem Sinne satt. Also habe ich sie gelassen, um andere Dinge zu tun.

Sehr gern erzähle ich auch von meiner Marmorkuchenzeit. Sie begann in der Kindheit mit Mutters köstlichen marmorierten Kuchen. Vanille und Schokolade halb feucht mäandernd in Kuchenform. Großartig. Davon hätte ich mich ernährt, wenn die Mutter es zugelassen hätte. Bis vor wenigen Jahren hielt meine Liebe für Marmorkuchen an. Doch dann schrieb ich «Das Buch des Übergangs» und erwähnte mein Faible für diesen Kuchen. Und bekam viele davon zugeschickt oder bei Seminaren geschenkt. Köstlich. Wie ich das genossen habe. Doch eines Tages war es gut. Ich hatte wahrscheinlich alle in Europa verfügbaren Varianten mindestens einmal gekostet und nun keinen Appetit mehr darauf. Nicht weil er mir durch eine negative Geschmackserfahrung mit marmoriertem Kuchen vergangen wäre. Sondern weil es bei diesem Kuchen für mich nichts mehr zu entdecken gab. Das Abenteuer Marmorkuchen war vorbei. Seither esse ich keinen mehr.

Ziemlich sicher werde ich noch verreisen, doch gewiss nicht mehr, um als Journalist von meinen Reisen zu berichten. Das habe ich losgelassen. Mein Interesse an Menschen, eine Grundvoraussetzung für Journalismus überhaupt, aber nicht. Dieses Interesse musste ich weder bewahren noch pflegen, und satt habe ich es auch nicht. Tatsächlich ist es sogar noch größer geworden.

Die Dinge, die man auf positive Weise satthat, fallen von einem ab wie ausgereifte Früchte.

Die Dinge, die man jedoch auf eine negative Weise satthat, hängen an einem fest, als wären sie mit Sekundenkleister angeklebt. Zum Beispiel destruktive Verhaltensmuster, auch schlechte Angewohnheiten genannt. Es gab durchaus einige, die ich bei mir selbst festgestellt und sehr bald sehr satthatte. Lasse sie einfach los, haben andere gesagt und ich mir selbst auch. Doch damit war es nicht getan. Wenn ich zu geizig, zu ängstlich, zu ärgerlich oder auf eine andere Weise für mich und meine Umwelt unerträglich bin, so bringt die Aufforderung, meinen Geiz, meine Ängstlichkeit oder Ärger einfach loszulassen, relativ wenig. Das habe ich bei mir selbst, bei Freunden, Bekannten und Klienten vielfach festgestellt.

Das Überwinden einer negativen Eigenart gelingt nur, wenn ich erstens bewusst anerkenne, dass ich diese Eigenart tatsächlich habe, um sie dann mit Selbstliebe und Entschlossenheit abzulegen. Selbstliebe und Entschlossenheit in Kombination haben einen Effekt, den man Umkehrung der Vorzeichen nennen könnte. Aus negativem Satthaben wird eine positive Sättigung.

Mit Liebe zu mir selbst und meinem Dasein als Mensch kann ich ein Verhalten, welches ich als destruktiv und damit schädlich erachte, überwinden. Dieser Prozess der Überwindung ist konstruktiv, ist ein Abenteuer. Je mehr ich mich darauf einlasse, umso leichter und schneller gelingt es mir.

Genau dies gilt auch für die Überwindung der Nikotinsucht. Sie ist lästig geworden, eine schlechte Angewohnheit, eine Sucht.

Aus Liebe zu mir selbst, mit Hingabe für den Prozess der Überwindung, mit dem Entschluss, die Abhängigkeit hinter mir zu lassen, und vor allem Freude daran kann ich diese Sucht umso schneller und leichter loswerden.

Ist eigentlich eine gute Nachricht – oder? Daher der folgende Satz:

Ich befreie mich endgültig von meiner Sucht, indem ich sie mit ungeteilter Aufmerksamkeit, ganzer Entschlossenheit und voller Freude loslasse.

Sucht erwächst vor allem aus dem Unterbewussten und drängt sich dann ins Bewusstsein. Um die Sucht wieder loszuwerden, müssen die Rituale der Abhängigkeit langsam aus dem Bewusstsein wie dem Unterbewusstsein verschwinden.

Die Methodik dieses Buches zielt auf sämtliche Ebenen des Seins. Also das bewusste Sein oder das ICH und das unbewusste Sein oder das ES.

Der zwölfte Satz der Kraft kommt aus dem Bewusstsein, wendet sich jedoch maßgeblich ans Unterbewusstsein, denn er verändert Haltung des ES.

Heilsam ist es daher, Ihre Hand auf den Umriss meiner Hand auf der nächsten Seite zu legen und so absichtsstark und klar wie nur irgend möglich dreimal den folgenden Satz zu sprechen:

«Ich befreie mich endgültig von meiner Sucht, indem ich sie mit ungeteilter Aufmerksamkeit, ganzer Entschlossenheit und voller Freude loslasse.»

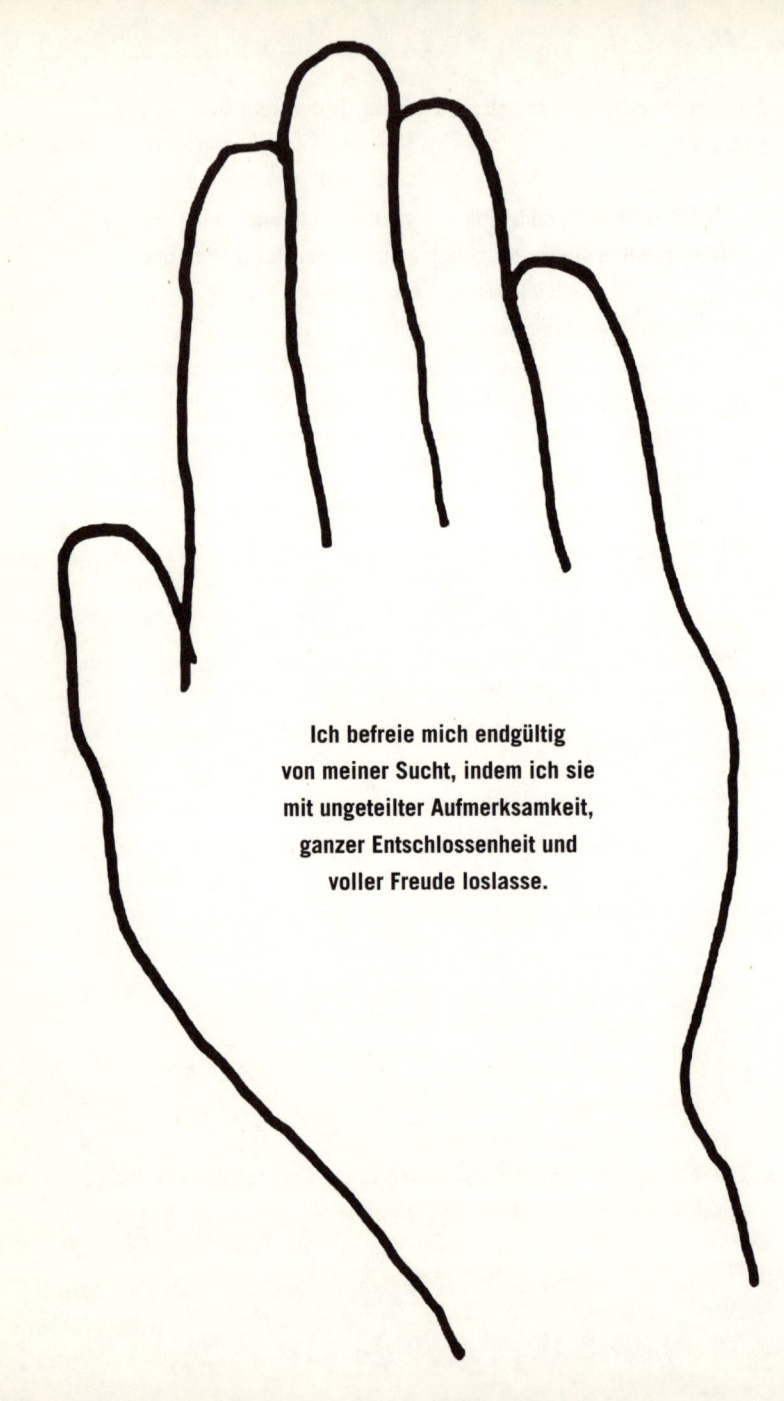

**Ich befreie mich endgültig
von meiner Sucht, indem ich sie
mit ungeteilter Aufmerksamkeit,
ganzer Entschlossenheit und
voller Freude loslasse.**

Vierzehnte Zusammenfassung

Zen oder die Kunst, die Dreizehn auszulassen.

Haben Sie, liebe Leserin, lieber Leser, das Fehlen einer dreizehnten Zusammenfassung überhaupt bemerkt?

Richtig: Es geht hier um Achtsamkeit. Warum sie fehlt?

Ganz einfach: ein Leserwunsch. Obwohl die 13 eigentlich eine Glückszahl ist. Allerdings nicht so sehr wie die 14. Daher habe ich mich hier überzeugen lassen.

Zen oder die Kunst, mit dem Rauchen aufzuhören – was bedeutet das eigentlich? Oder: Zen oder die Kunst, die eigene Abhängigkeit loszulassen?

▲ Wer sich mit dieser Kunst befasst, wer sich ihr widmet, wird sie zunehmend beherrschen. Dies geschieht durch die Konzentration der Absicht darauf und die Freude daran. Kurz: Versenkung.

Versenkung ist eine freudige, begeisterte, fast ekstatische Hinwendung zum Objekt der Versenkung. In diesem Falle die Aufgabe der Nikotinsucht und anderen Abhängigkeiten.

▲ Denn wer seine Sucht mit Begeisterung aufgibt, dem fällt es leicht. Ist ja auch hochspannend, sich dabei selbst zu beobachten, achtsam, sich seiner selbst gewahr, wachsamer von Moment zu Moment. Ein Abenteuer. Die Begeisterung kommt daher von ganz allein, wenn man sich diesem Abenteuer hingibt. Sich versenkt in den Prozess des Loslassens der Sucht. Eine womöglich ekstatische Erfahrung in manchen Momenten, befeuert nur von der eigenen Körperchemie im Kopf.

▲ Dies ereignet sich umso anstrengungsloser, als wir beispielsweise die Sucht nach Nikotin mit allen ihren Aspekten, positiven wie negativen, im besten und klarsten Sinne satthaben.

▲ Wir haben genug geraucht. Wir haben es genossen, manchmal gar nicht genossen, manchmal gehasst. Und nun ist die Sucht überreif. Sie darf ganz einfach abfallen.

▲ Daher der zwölfte Satz der Kraft und die Aufforderung, sich endgültig von der Sucht zu befreien, indem sie mit ungeteilter Aufmerksamkeit, ganzer Entschlossenheit und voller Freude losgelassen wird.

«Star Wars» im Kopf

Ich weiß, Sie wollen die Sucht nach Nikotin und andere Abhängigkeiten für immer überwinden. Deshalb lesen Sie dieses Buch.

Ich ahne, Sie würden manche Seiten in diesem Buch gern überschlagen, weil das, was Sie dort lesen, Ihnen seltsam vorkommt, auch fremd, wenn nicht abgehoben und esoterisch.

Warten Sie ab, was nun kommt. Es könnte sein, dass Sie die folgenden Seiten überblättern wollen. Umso mehr liegt mir daran, Sie zum Weiterlesen zu bewegen. Aber vielleicht braucht es auch gar nicht so viel Überzeugungskraft, wenn ich Ihnen erzähle, dass Menschen einen biologischen, also offensichtlichen Körper haben und einen sogenannten feinstofflichen, nämlich nicht ganz so offensichtlichen Körper. Tatsächlich ist der nicht ganz so offensichtliche, feinstoffliche Leib für die meisten Menschen unsichtbar. Unsichtbar, weil sie nicht versuchen, ihn zu sehen. Oder ihn nicht sehen wollen.

Jedenfalls gibt es sehr viele Leute, die sagen, sie würden den feinstofflichen Körper nicht sehen, während andere ständig davon reden, dass sie ihn sehen, was bei Ersteren Zweifel an der Glaubwürdigkeit Letzterer weckt.

Dies ist eigentlich kein zentrales Thema des vorliegenden Buches, berührt die Suchtthematik aber, weil wahrhaftige Wahrnehmung und die individuelle Sicht auf die Welt von größter Bedeutung sind.

Wir haben darüber bereits gesprochen. Doch ich möchte das noch vertiefen, um Ihnen, liebe Leserin, lieber Leser, noch mehr Unterstützung in Ihrem Kampf gegen Abhängigkeit und die inneren Schweinehunde zu geben.

Zurzeit bellt die Meute nicht, kläfft auch nicht, sondern jault womöglich nur, und Sie kämpfen nicht mehr mit dem Rücken an der Wand, sondern stolz und schon sehr frei. Ihr Schwert ist auch nicht mehr alt und brüchig und aus verrostetem Stahl, sondern leuchtend und wie neu, denn es ist das Willensschwert der Krieger des Lichts. Ich stelle mir vor, wie Sie dastehen und Ihr Lichtschwert führen – hey, was für ein Anblick! Kraftvoll wie ein Jedi-Ritter – wenn der Vergleich nicht allzu cineastisch erscheint.

Aber «Star Wars» findet ohnehin nur in unseren Köpfen statt. Die Guten, die Bösen, die Freunde, die Außerirdischen, die netten Roboter und die nicht so netten, freundliche Geister und finstere Dämonen. Alles nur unser inneres Personal. Kriege führend, die in unserem Kopf stattfinden. Dabei wollen Prinzessinnen befreit und übermächtige Gegner besiegt werden. Die Siege, die sich erringen lassen, sind große, denn sie wirken aufs gesamte Universum. Nämlich die ganze Innenwelt. Also alles, was das Selbst ausmacht.

Im inneren Universum gibt es Ausstände, Aufstände, ständig kleinere und größere Niederlagen und immer wieder große und größere Siege. Es gibt eine innere Instanz, das niedere Selbst, die Darth Vader gleicht. Finster, negativ, auf Unheil bedacht. Und es gibt das höhere Selbst, eine Lichtgestalt wie Luke Skywalker, die das Gute will, im Kampf gegen das niedere Selbst auch Niederlagen einstecken muss, um schließlich große und größte Siege zu erringen, denn es gibt «Die Macht», eine Quelle, aus der ein Krieger des Lichts die Kraft für seine inneren Siege gewinnen kann.

Spielen sich in Ihrem Kopf, liebe Leserin, lieber Leser, Kämpfe ab?

Vielleicht gerade jetzt nur dieser: Lege ich dein Buch, lieber

Autor, jetzt aus der Hand, weil du mich auf ein merkwürdiges Feld führen wirst? Oder bleibe ich dabei, weil ich genau das sehr spannend finde?

Den Widerstreit im Kopf, da bin ich sicher, gewinnen Sie. Andere Kriege sind nicht ganz so leicht zu Ihren Gunsten zu wenden. Und deshalb reden wir. Denn hier geht es um einen Sieg auf allen Ebenen.

Die Ebenen des Daseins und was diese für das Thema Sucht bedeuten

Was für Ebenen also?

Zunächst die Ebene des biologischen Körpers. Hoffentlich ist Ihrer gesund, voller Kraft und kaum durch die Abhängigkeit von Suchtstoffen geschwächt. Obwohl er danach womöglich noch verlangt.

Tut er das? Immer noch?

Eine wichtige Frage an dieser Stelle: Verlangt Ihr Körper noch nach Nikotin und/oder anderen Substanzen?

Und: Wie geht es Ihnen mit der Entwöhnung im Schlaf?

Bleiben Sie jedenfalls dabei. Die Umprogrammierung in der Einschlafphase braucht Zeit und das Vertrauen auf den nahenden Erfolg.

Außerdem, nicht zu vergessen: die Geschichte mit dem Zähneputzen. Mit links wie mit rechts. Achtsam, ausgiebig, täglich.

Klappt das?

Hoffentlich auch immer besser. Wie fühlen Sie sich körperlich?

Darüber bitte ich Sie jetzt einen Moment nachzudenken.

Ihr Körper ist die Basis Ihres Daseins in diesem Leben. Das Haus, welches Ihr Geist, in den Mantel Ihrer Seele gehüllt, bewohnt.

Manche Menschen träumen von Häusern. Schönen Villen, die sie bewohnen, mit einem weiten Blick aufs Meer. Oder feuchten Bretterbuden, vernagelt und marode, die beim aufkommenden Sturm in sich zusammenzufallen drohen. Manche Träumerinnen und Träumer sehen weiße Schlösser mit roten Fensterläden, freundlich und prächtig auf Hügeln thronend. Oder sie sehen Gefängniszellen mit Ketten an den Wänden, durch die Ratten und anderes Ungeziefer huschen auf der Suche nach leichter Beute. Manche Träumerinnen und Träumer träumen mehrmals den gleichen Traum mit demselben Haus. Dann träumen sie sehr wahrscheinlich von ihrem biologischen Körper. Ist der Traum erschreckend oder furchtbar, so ist ihr Körper in Not, womöglich in lebensgefährlicher. Ist der Traum friedlich und schön, so erzählt er von Heilung und Gesundheit auf biologischer Ebene. Denn das Haus im Traum steht fast immer für den eigenen biologischen Körper.

Wie jedes Haus erhebt sich auch der biologische Körper auf dem Fundament körperlichen Daseins und bildet damit die erste Ebene der individuellen Existenz.

Die zweite Ebene ist die sogenannte Blaupause des biologischen Körpers, auch Ätherleib genannt, die erste Schicht der Aura. Von sehr vielen Menschen bei anderen anstrengungslos zu sehen, wenn sie es denn versuchen. Der Ätherleib spiegelt die individuellen biologischen Prozesse und die gesamte biologische Befindlichkeit auf einer feinstofflichen Ebene, deshalb auch die Bezeichnung «Blaupause». Die Auswirkungen von Süchten sind in der Blaupause als energetische Schattierungen in einem prinzipiell weißlichen Feld zu sehen. Dieses weißliche Feld der Blaupause durchdringt und umgibt den biologischen Körper in wenigen Zentimetern.

Die dritte Ebene ist die zweite Schicht der Aura, emotionale Aura genannt, weil emotionale Reaktionen und Verhaltensmuster hier feinstofflich gespiegelt und gespeichert werden.

Die emotionale Aura zeigt sich in zarten Farben; je reiner und feiner sie erscheinen, umso gesünder ist der Mensch auf dieser Ebene. Die negativen Auswirkungen von Abhängigkeiten zeigen sich als mehr oder weniger trübe Verschleierungen.

Die vierte Ebene ist wiederum die dritte Aura-Schicht, mentale Aura genannt, die Gedankenebene. Die Farben der mentalen Aura sind prinzipiell noch feiner als die der Emotionalaura. Auch hier zeigen sich die gedanklichen Auswirkungen von Süchten als Eintrübungen, meistens flächiger und raumgreifender, weil die emotionale Aura Zentimeter bis einen Meter weit über die Blaupause hinausragt und die Mentalaura oft einen Meter und mehr über die emotionale Aura hinausreicht.

Eintrübungen in der Mentalaura wirken wie die zarten Schatten von Wolken vor der Sonne, während Schatten in der Emotionalaura den konturierten Schatten von Gegenständen an der Hauswand oder auf dem Fußboden ähneln.

Die fünfte Ebene ist schließlich die spirituelle Aura. Sie ist bei jedem Menschen je nach Entwicklung seines Bewusstseins unterschiedlich groß. Bei einigen, im esoterischen Sprachgebrauch Meisterinnen oder Meister genannt, sogar kilometerweit. Bei manchen anderen Sterblichen reicht sie allerdings nur Zentimeter über die Mentalaura hinaus. In jedem Fall ist die spirituelle Aura äußerst fein und äußerst transparent und in ihrer Feinheit jenseits von Farbigkeit.

Die spirituelle Aura ist das äußerst subtile Haus des Geistes. Die mentale Aura ist das subtile Haus von Geist und Seele. Die emotionale Aura ist das subtile Haus der Seele.

Die Blaupause oder ätherische Aura ist als subtiler Spiegel des biologischen Körpers das Energiefeld, auf dem emotionale, mentale und spirituelle Impulse ihre größte Wirkung entfalten.

Jegliche Abhängigkeit von Suchtstoffen hat eine direkte Auswirkung auf die biologischen Organe und deren Gesundheit, aber eine noch viel größere Auswirkung auf die Blaupause, um nach dem Rückkoppelungsprinzip wiederum das biologische Befinden zu verändern, um gleichzeitig die emotionale Ebene und die Gedankenebene zu beeinflussen und als mentale und emotionale Resonanz auch ins spirituelle Feld, also bis zur fünften Ebene, zu wirken.

Erst dieses vollständige und komplexe Wechselspiel auf sämtlichen Ebenen des Daseins steigert die Auswirkungen einer Sucht zur möglichen monströsen und womöglich vernichtenden Größe.

Nun könnte man denken, Nikotinsucht kann in dieser Hinsicht ja nur läppisch sein. Was sollte die Raucherei schon für Auswirkungen auf die spirituelle, die mentale und emotionale Aura haben? Auf die Blaupause vielleicht, aber die ist mir irgendwie auch egal, solange ich noch einigermaßen atmen kann. Und nach Herzenslust qualmen – auch schön. Ist auf seine Weise ja sehr spirituell. Haben schon die Azteken und die Indianer gemacht, um ihre Götter zu besänftigen. Warum soll ich's dann lassen? Jetzt, wo Sie das sagen, lieber Autor, wäre ich fast geneigt, wieder anzufangen ...

Keine gute Idee. Wenn Sie ein Aztekenpriester oder indianischer Schamane wären, würden Sie das Rauchen aus rituellen Gründen bei rituellen Gelegenheiten benutzen. Morgendliches Qualmen im Bett, das Verräuchern von Autos, Wohnzimmern, Badezimmern und Küchen gehört ebenso wenig dazu wie das zähneklappernde Inhalieren auf Balkonen während die Eiszapfen von den Dachrinnen hängen. Rauchende Aztekenpriester und Schamanen sind, so gesehen, Gelegenheitsraucher. Und Sie, liebe Leserin, lieber Leser, waren das allerhöchstens am Anfang Ihrer Raucherkarriere. Und aus dem Ende sollte besser kein neuer Anfang werden.

Das klingt hart. Will man nicht hören. Verstehe ich. Sorry! Sie haben mein ganzes Mitgefühl.

Dafür erzähle ich Ihnen im nächsten Kapitel genauer, wozu die Kenntnis der fünf Ebenen des Daseins eigentlich gut ist, wenn man das Rauchen und andere Süchte überwinden will.

Suchtüberwindung auf sämtlichen Daseinsebenen

Die fünfte Ebene individuellen Daseins, also die spirituelle Aura eines Menschen, sein feinster und weitreichendster Körper, bietet keinen Raum für Impulse der Sucht, der Abhängigkeit und Unfreiheit. Denn der individuelle Geist kann nicht erkranken und seine ureigene Gesundheit negieren. Der individuelle Geist ist mit der Quelle allen Geistes verbunden, man könnte jetzt lapidar sagen, mit dem Großen Geist. Der große wie der individuelle Geist sind ihrem Wesen nach eins. Und Gott kann nach menschlichem Ermessen nun wirklich nicht süchtig werden. Allerdings kann der individuelle, in sich selbst reine Geist durch Impulse der unteren Ebenen in seiner Ausdehnung eingeschränkt sein. Wenn die Sucht eine fehlgeleitete Suche nach Spiritualität und jeder Süchtige eigentlich in seinem innersten Wesen spirituell ist, so speist sich auch der Impuls zur Überwindung der Sucht aus der Absicht, über sich selbst und das Selbst versklavende Suchtimpulse hinauszuwachsen – ist also gleichermaßen spirituell.

Diese Erkenntnis hilft beim Loslassen und Verabschieden der Sucht. Auch der Sucht nach Nikotin.

Die vierte Ebene individuellen Daseins, also die mentale Aura eines Menschen und sein Gedankenraum, kann Suchtimpulse beinhalten. Vor allem den Gedanken, süchtig zu sein. Und bequeme Gedanken, also erdachte Bequemlichkeit, die es der Sucht erlauben, sich in der individuellen Komfortzone rational verklärter Faulheit wie Gedankenviren einzunisten. «Ich bin halt süchtig» ist so ein gedankliches Virus. «Ist man süchtig, kann man sowieso nichts dagegen tun» ein anderes. «Ist ohnehin alles vorbestimmt, meine Sucht auch, wann ich sterbe sowieso, muss man mit leben, was für ein Mist, also Augen zu und durch» – und so weiter. Aus dem Gedankenraum nieselt auch alles Wehklagen wie ein steter saurer Regen. Jeder Tropfen ein mentales Bakterium.

Morphium wird von Ärzten häufig gegen Schmerzen verschrieben. Nicht selten für einen längeren Zeitraum. Doch sind die Schmerzen schließlich weg, setzt der Arzt das Opiat wieder ab – und nur sehr wenige der Patienten reagieren darauf mit Suchtverhalten, obwohl sie durchaus unter Entzugserscheinungen leiden. Es reicht die Aussage des Arztes: «Kein Problem, wir setzen das Morphium jetzt einfach ab. Das ist zwar nicht ganz angenehm. Womöglich treten vorübergehend gewisse Symptome auf. Aber dann war's das.» Allein diese Aussage des Arztes, immer noch eines Gottes in Weiß und damit eine übergeordnete Instanz – allein diese Ansage verhindert, dass die Medikamentengabe vom Patienten mit Sucht in Verbindung gebracht wird. Selbst, wenn der Patient zuvor im Beipackzettel gelesen hat, dass Morphium süchtig macht. Auch der Beipackzettel ist von einer höheren Instanz ausgestellt, nämlich der Pharmaindustrie, doch der persönliche Arzt hat eine noch größere Autorität. Weltweite Studien zur Medikation von Morphium deuten darauf hin.

Ganz anders, wenn ein paar Jungs in eine Apotheke einbrechen, um an den Stoff zu kommen. Sehr viel schneller als die ärztlichen Patienten entwickeln sie mit ihrem Raubgut eine Opiatabhängigkeit. Warum? Ganz einfach: weil sie es von vornherein erwarten und zumindest unbewusst hinnehmen. Dieses gedankliche Einverständnis, dieser vorauseilende mentale Erfüllungsgehorsam gegenüber der Sucht ist wahrscheinlich das größte Problem bei jeder Abhängigkeit. Nicht selten auch im Mentalfeld gegenwärtig als rationales Negieren der Sucht bei unübersehbarer Abhängigkeit und abhängigem Verhalten. Daher bilden die mentale Aura eines Menschen und Sucht eine problematische Allianz, die womöglich nur mit viel Geduld und konzentrierter Absicht aufgebrochen werden kann.

Dieser Konzentration dient dieses Buch.

Dann die dritte Ebene individuellen Daseins, die emotionale Aura, feinstofflicher Spiegel der Gefühle. Alle mit dem Suchtstoff und der Sucht verbundenen Empfindungen werden vor allem hier gespeichert. Über viele Leben hinweg. Kurz: Was in diesem Leben in Zusammenhang mit Abhängigkeit erlebt wird, wird als Suchtmuster auch im nächsten wirksam. Und die Abhängigkeiten des vergangen Daseins wirken aufs jetzige. Das ist, wie gesagt, Karma, die Konsequenz unseres Tuns.

Klingt nicht nach einer guten Nachricht, ich weiß. Viele Leserinnen und Leser könnten daraus eine umso größere Schwäche und Verführbarkeit ableiten wollen. Doch das Gegenteil ist der Fall. Denn wir haben ja aus sämtlichen früheren Taten gelernt. Das kann nur so sein, wenn nichts in Vergessenheit gerät. Deshalb ist Entwicklung und Wachstum auch nicht umkehrbar. Was ein Mensch also jemals über Suchtstoffe und Strategien zur Überwindung von Abhängigkeiten gelernt hat – zumindest unbewusst steht es ihm zur Verfügung. Und kann reaktiviert werden.

Dieser Reaktivierung dient dieses Buch.

Die emotionalen Suchtmuster der dritten Ebene sind den wenigsten Menschen bewusst. Sie wirken unterbewusst und äußern sich als Verlangen, als Neigungen oder Vermeidungsverhalten. Doch ist es möglich, sich für sein eigenes, bisher unbewusstes Verlangen zu sensibilisieren, eigene Neigungen klarer wahrzunehmen und Vermeidungsverhalten zumindest im Nachhinein zu analysieren.

Dieser bewussten Wahrnehmung dient dieses Buch.

Schließlich die zweite Ebene individuellen Daseins, die Blaupause des biologischen Körpers mit allen seinen biologischen Funktionen. Hier zeigt sich Enthaltsamkeit genauso unmittelbar wie jeder Rückfall. Der ätherische Leib reagiert besonders empfindlich auf Nikotin. Raucher haben einen gräulich verschleierten Ätherleib, der sich aber nach wenigen Tagen als Nichtraucher aufklärt. Die Lunge braucht dafür wesentlich länger.

Einmal ein Schleier auf dem Röntgenbild, mindestens ein Jahr danach immer noch verschleiert – in der Regel.

Dann die erste Ebene individuellen Daseins, der biologische Körper selbst. Unersetzlich und kostbar, wenn man leben will. Verzichtbar, wenn man sterben will. Alle unklaren Impulse zum Leben oder Sterben rächen sich, denn sie bewirken gemischte Impulse. Die gemischten Impulse erzeugen Symptome und Krankheit. Der Körper führt nur aus, was das Selbst will.

Hat das Selbst Freude am Leben und agiert auch so auf eine eindeutige und damit gesunde Weise, bleibt der Körper gesund.

Hat das Selbst Freude am Leben und empfindet aber gleichzeitig oder immer wieder auch eine Lebensunlust, so agiert es zweideutig und damit weniger gesund, und das ist für den Körper ungesund, daher zeigt er dies durch Symptome an.

Hat das Selbst keine Freude am Leben, sondern tut nur so, als ob, agiert es wahrscheinlich eindeutig destruktiv, und der Körper krankt schnell heftig.

Hat das Selbst große Unlust am Leben, trachtet es nach dessen Verkürzung und lebt selbstzerstörerische Strategien. Die vergiften das Leben.

Menschen können mit ihrem Leben prinzipiell tun und lassen, was ihnen gefällt. Wenn sie sterben wollen, können sie sich sofort das Leben nehmen oder Tod auf Raten anstreben. Diesen Menschen ist schwer zu helfen. Solange sie selbstzerstörerisch leben, nähern sie sich ihrem Ableben. Erst wenn sie dieses selbstmörderische Verhalten von Herzen verabscheuen, können sie davon lassen.

Und vor allem dient dieses Buch dazu: den eigenen Körper als ein Heiligtum anzunehmen.

Der eigene Körper, ein Heiligtum

Als Jugendlicher musste ich nach einer durchzechten Nacht einmal nach Haus getragen werden. Danach war ich kuriert.

Von Freunden höre ich immer wieder, dass deren Kinder sich regelmäßig bis ans Koma trinken.

Ich will hier nicht als Spielverderber auftreten, doch vergessen wir an dieser Stelle für einen Moment die Jungs, und denken wir nur an die Mädchen, fünfzehn bis zwanzig Jahre alt.

Erwachsenwerden ist schwer, manchmal scheint es mit Alkohol leichter zu fallen. Wer hat kein Verständnis dafür? Wer hat noch nie einige Gläser vor einer Party getrunken, um Aufregung und Schüchternheit zu verdecken?

Im Alkohol sind sogenannte Ethanole enthalten, die eine toxische Wirkung auf das Nervensystem und die Organe haben und als Zellgifte gelten, weil sie einzelne Zellen schädigen können. Zum Beispiel unbefruchtete Eizellen.

Jedem weiblichen Fetus erwachsen im Zuge der embryonalen Reifung Eierstöcke, in denen sich Zellen befinden. Bis vor kurzem ging die Medizin davon aus, dass es sich bei diesen Zellen um ein Reservoir an unbefruchteten Eizellen handelt, dessen Vorrat bereits bei der Geburt schwindet, vor allem aber mit der Menstruation abgebaut wird, um mit dem Einsetzen der Menopause aufgebraucht zu sein. Allerdings wollen amerikanische Forscher kürzlich nachgewiesen haben, dass es sich bei den Zellen im weiblichen Eierstock tatsächlich um

Stammzellen handelt, die mit dem Zyklus zu befruchtungs-fähigen Eizellen werden.

Wie auch immer, anders als im männlichen Hoden, wo Samenzellen ständig und kurzfristig nachproduziert werden, ist die Produktion von Eizellen biologisch wesentlich lang-fristiger angelegt und im Leben einer Frau zeitlich begrenzt, denn sonst könnten Frauen noch mit hundert Kinder kriegen.

Wo hier der Zusammenhang mit Alkohol ist?

Ganz einfach: Welchen Schnaps man auch immer auf eine weibliche Eizelle schüttet – er hat dort eine verheerende Wir-kung. Deshalb werden sehr viele Kinder mit eingeschränkten kognitiven Fähigkeiten geboren, wenn die Mutter trinkt oder Trinkerin war. Denn das Erbe des Alkoholmissbrauchs trägt sie zumindest in ihren Eierstöcken weiter mit sich herum, noch nach Jahrzehnten als trockene Alkoholikerin. Tatsäch-lich immer. Und deswegen sind Kinder von Trinkerinnen fast immer weniger intelligent.

Das klingt hart, ist ja auch nicht besonders zartfühlend ausgedrückt, spricht auch nicht für die Gleichstellung der Geschlechter, ist aber leider die Wahrheit. Wenn ein Junge sich in die Notaufnahme des Krankenhauses trinkt, hat er vielleicht hinterher persönliche Spätfolgen zu erleiden. Doch die Kinder, die er nach Jahren der Trockenheit dann zeugt, wahrscheinlich nicht. Trinkt sich ein junges Mädchen ins Koma, kommen ihre späteren Kinder mit wesentlich größerer Wahrscheinlichkeit gehandicapt auf die Welt.

Tatsächlich weiß niemand genau, wie hoch und dauerhaft der Alkoholkonsum der Eltern sein muss, damit bei deren Kindern genetische Folgeschäden entstehen.

Ich glaube, dass Alkoholmissbrauch der Eltern sich sehr nachteilig auf deren Kinder und womöglich deren Kindeskinder auswirkt. Mein Glaube ist allerdings an dieser Stelle weiter weniger interessant als folgende Frage:

Was denken wir uns eigentlich dabei, wenn wir Zell- und Nervengifte in uns hineinschütten und unseren Körper zumüllen, wie wir es ja auch mit dem Rest der Welt tun?

Vielleicht denken wir: Das Leben ist sowieso ungesund. Oder wir denken: Ist mir doch egal.

Meine Gegenfragen dazu:

Sind das wirklich gute Gedanken?

Sind das Gedanken, die uns weiterbringen?

Ich meine, diese Gedanken sind so ignorant wie destruktiv. Sie missachten die Einmaligkeit und Kostbarkeit meines Körpers. Sie missachten, dass unser Körper unser größtes Heiligtum ist.

Fünfzehnte Zusammenfassung

Das eigene Selbst hat mehrere Ebenen. Und es beinhaltet mehrere Instanzen. Die eigenen inneren Instanzen können in Widerstreit treten, und dann findet eine Art «Krieg der Sterne» im eigenen Kopf statt. Denn es gibt dort oben einen inneren Schweinehund, der gemein und böse wie Darth Vader auftreten kann, und es gibt das höhere Selbst, eine Lichtgestalt wie Luke Skywalker.

▼ Beim Thema Sucht können allein diese beiden heftig aneinandergeraten.

Wer wird an dieser Stelle bestreiten, dass es sie gibt – eine innere Stimme, die ständig grummelt: Du schaffst das nicht, dir fehlt die Kraft, der Wille, die Konsequenz, die Ausdauer. Du bist wie eine Mücke, und dein Elefant ist die Sucht, komm ihm ja nicht in die Quere.

Und dann die helle Gegenrede der lichten Instanz: Du bist auf einem guten Weg, weiter so, höre nicht auf den inneren Schweinehund, dann schaffst du es. Du wächst über dich hinaus. Deine Siege werden größer und immer größer. Freue dich am Sieg auf allen Ebenen.

Doch was bedeutet «Sieg auf allen Ebenen», wenn es um das eigene Selbst geht?

▲ Zunächst der Sieg auf der körperlichen Ebene durch Entzug.

▲ Außerdem Befreiung auf der emotionalen Ebene durch Loslassen der gefühlten Sehnsucht nach dem Suchtmittel.

▲ Sowie Befreiung auf der gedanklichen Ebene durch Loslassen der rationalen Begründungsstrategien für ein weiteres Festhalten an der Sucht.

▲ Und ein wachsendes Bewusstsein für die spirituelle Ebene des Selbst.

Vor allem Letzteres immunisiert eine Persönlichkeit gegen die mentalen Bakterien der Abhängigkeit, zum Beispiel den Gedanken, einer Sucht nicht entkommen zu können. Erst durch die spirituelle Perspektive kann der biologische Körper in seiner Vergänglichkeit als Heiligtum erkannt werden. Der individuelle Geist hat sich bei seiner Reise durch die Inkarnationen für dieses Leben hier niedergelassen, gehüllt in den Mantel der Seele, also sein karmisches Gewebe, um die Erfahrung dieses Lebens zu machen.

▲ Werden diese Erfahrungen auf eine heilsame Weise gemacht, gewinnt die Persönlichkeit Selbstrespekt.

▼ Werden diese Erfahrungen auf eine kranke Art gemacht, verliert die Persönlichkeit Selbstrespekt.

▲ Ein Mensch mit Selbstrespekt schaut sich gern im Spiegel an.

▼ Ein Mensch mit mangelndem Selbstrespekt hat Schwierigkeiten damit.

▲ Mit Selbstrespekt wird der eigene Körper als Heiligtum erkannt.

▼ Mit mangelndem Selbstrespekt erscheint er als Baustelle oder Ruine. Mit Alter hat dies jedenfalls sehr wenig oder nichts zu tun.

Vom Einlauf zum Einleuchten

Nach der Betrachtung des Körpers als Heiligtum, einer vielleicht sehr gewöhnungsbedürftigen Sichtweise auf die eigene Biologie, kommt jetzt noch ein weiterer Brocken. Oder
vielmehr das genaue Gegenteil, denn ich wünsche mir, dass
Ihnen, lieber Leserin, lieber Leser, ein Licht aufgeht.

Okay, ich stelle mich schon mal in die Sonne auf der Terras-
se, damit es schneller geht. Sehr gute Idee. Aber mit Blick auf
eine Glühbirne ginge es auch. Wie auch immer – es ist wichtig, dass Ihr Gesicht von einer Lichtquelle angestrahlt wird.
Das Licht sollte hell sein und ohne Farbigkeit, also weder rot
noch blau oder sonst wie gefärbt.

Bevor Sie genau dies tun, lesen Sie bitte die nun folgende
Handlungsanleitung, um vor allem deren Prinzip und Logik
zu verstehen und zu verinnerlichen:

Setzen Sie sich bitte mit Blick auf die Lichtquelle. Dann schließen Sie die Augen.

Sehen Sie, wie das Licht durch Ihre geschlossenen Lider
leuchtet. Nehmen Sie das Leuchten so bewusst wie möglich
wahr.

Dann stellen Sie sich bitte vor, dass die Essenz dieses
Leuchtens ein äußerst zartes weißlich-transparentes Licht
ist.

Stellen Sie sich vor, dass dieses weißlich-transparente
Licht ein göttliches Licht ist – man könnte es auch die «Uni-
versalschwingung Unendlichen Ungeformten Göttlichen
Seins» nennen oder auch kurz «Die Matrixenergie».

Stellen Sie sich bitte vor, dass diese göttliche Universalschwingung nun durch Ihre Schädeldecke in Ihren Kopf

strömt und Sie dies als Leuchten durch die Augenlider wahrnehmen.

Stellen Sie sich vor, dass die Matrixenergie zunehmend Ihren Kopf erfüllt ..., dann in Ihren Hals strömt ...,

dann in Ihren Schultergürtel ..., dann in Ihren rechten Arm ..., dann in Ihren linken Arm ...

Außerdem strömt die Universalschwingung in Ihren Brustkorb ...,

in Ihre Thymusdrüse unter dem Brustbein, oberhalb des Herzens ..., dann in Ihr Herz ...,

Schließlich strömt die Energie in Ihren rechten Lungenflügel ... und in Ihren linken ...,

um Ihre Lunge vollständig zu erfüllen ..., dann auch Ihre Milz ...,

Ihren Magen und Ihre Bauchspeicheldrüse ..., Ihre Leber und Ihre Galle ...,

dann Ihren Darm ...,

Ihre Nieren ...,

Ihre Blase ...

und sämtliche übrigen Organe in Ihrem unteren Leib.

Stellen Sie sich vor, wie die göttliche Universalschwingung, die Matrixenergie weiter und immer weiter in Ihren Körper strömt ...,

Ihre Wirbelsäule hinab ..., bis in Ihr Becken ...,

ins rechte Hüftgelenk ... und ins rechte Bein ..., ins linke Hüftgelenk ... und ins linke Bein.

Stellen Sie sich vor, wie die äußerst zarte Energie in Ihren Blutkreislauf strömt ..., in Ihr lymphatisches System ...,

in sämtliche Nervenbahnen ...,

um somit Ihren biologischen Körper vollständig zu erfüllen.

So erfüllt, ruhen Sie einen Moment in der Vorstellung des Erfülltseins ...,

um sich dann einzubilden, aus diesem Zustand energetischen Erfülltseins zu leuchten ... Sie leuchten also nun aus sich selbst heraus, denn vollständig vom universellen Licht erfüllt, leuchten Sie wie eine Glühbirne ...

Genauso leuchten Sie: wie eine Glühbirne in menschlicher Form ... Aus allen Ihren Poren leuchtet nun Matrixenergie ...

Die äußerst feine Energie leuchtet in die erste Schicht Ihrer Aura: in Ihren Ätherleib, also in Ihre Blaupause ...

Die äußerst feine Energie leuchtet in die erste Auraschicht und weiter in die zweite: Ihre emotionale Aura ...

Die äußerst feine Energie leuchtet in die zweite Auraschicht und die dritte: Ihre mentale Aura ...

Und die äußerst feine Energie leuchtet in die dritte Auraschicht und die vierte: Ihre spirituelle Aura ...

Und somit leuchten Sie, liebe Leserin, lieber Leser, auf sämtlichen Ebenen Ihres Daseins ... Und dies erscheint Ihnen hoffentlich einleuchtend ...,

denn es ist sehr heilsam für Sie ...

Ruhen Sie einige Minuten in der Vorstellung zu leuchten, ja, zu strahlen ... Dann lösen Sie sich von der Vorstellung und dem Zustand.

Lieber Autor, drehen Sie jetzt völlig ab? So was hatte ich jetzt nicht erwartet. Ich brauche praktische Methoden zur Suchtüberwindung und keinen abgehobenen Eso-Kram!

Lassen wir die an dieser Stelle gern bemühte Quantenphysik und die Lehre von der Schwingungsnatur allen Seins besser weg und konzentrieren uns auf das, was logisch ist. Nämlich:

Jeder Gedanke und jedes Gefühl haben eine Wirkung. Nicht immer versteht man, welche Wirkung genau. Doch die Auswirkungen sind zumindest im Nachhinein bestens beobachtbar.

Niemand verlangt, dass Sie, liebe Leserin, lieber Leser, hier plötzlich religiös oder spirituell oder sonst wie verklärt auftreten.

Doch so seltsam Ihnen die Sache mit dem Leuchten auch vorkommen mag, so wenig rational und womöglich sogar dubios, wenn nicht sogar bescheuert – so bitte ich Sie aber, die Methode des Einleuchtens und Strahlens, also die beschriebene Visualisierung, von nun an zu praktizieren. Mindestens jeden zweiten Tag, besser noch einmal pro Tag. Das kann nicht so schwierig sein, denn nach einiger Übung brauchen Sie dafür nur noch wenige Minuten. Und der reinigende Effekt durch das Matrixlicht ist groß. Sehr groß sogar. Und was auch immer Sie darüber denken, Sie werden den Effekt nach einiger Zeit bemerken.

Der vierzehnte Satz der Kraft

Ich strahle, und es leuchtet mir ein.

Dieser Satz der Kraft steht in allen meinen Büchern. Es ist der Kernsatz meiner Arbeit überhaupt.

Ich strahle, und es leuchtet mir ein.

Ich behaupte, wem es gelingt, den Inhalt dieses Satzes erst zu visualisieren und dann auch als energetische Gegebenheit zu meinen, der erlebt eine tiefgreifende Veränderung seines Daseins. Eine Veränderung und Entwicklung in heilsamstem Sinne. Rational erklärbar ist dies nicht. Dafür aber erfahrbar.

Weitere Erklärungen verkürzen die Zeit bis zu dieser Erfahrung nicht. Daher bitte ich Sie nun, Ihre Hand auf den Umriss meiner Hand auf der nächsten Seite zu legen und dreimal hörbar zu sprechen:

«Ich strahle, und es leuchtet mir ein.»

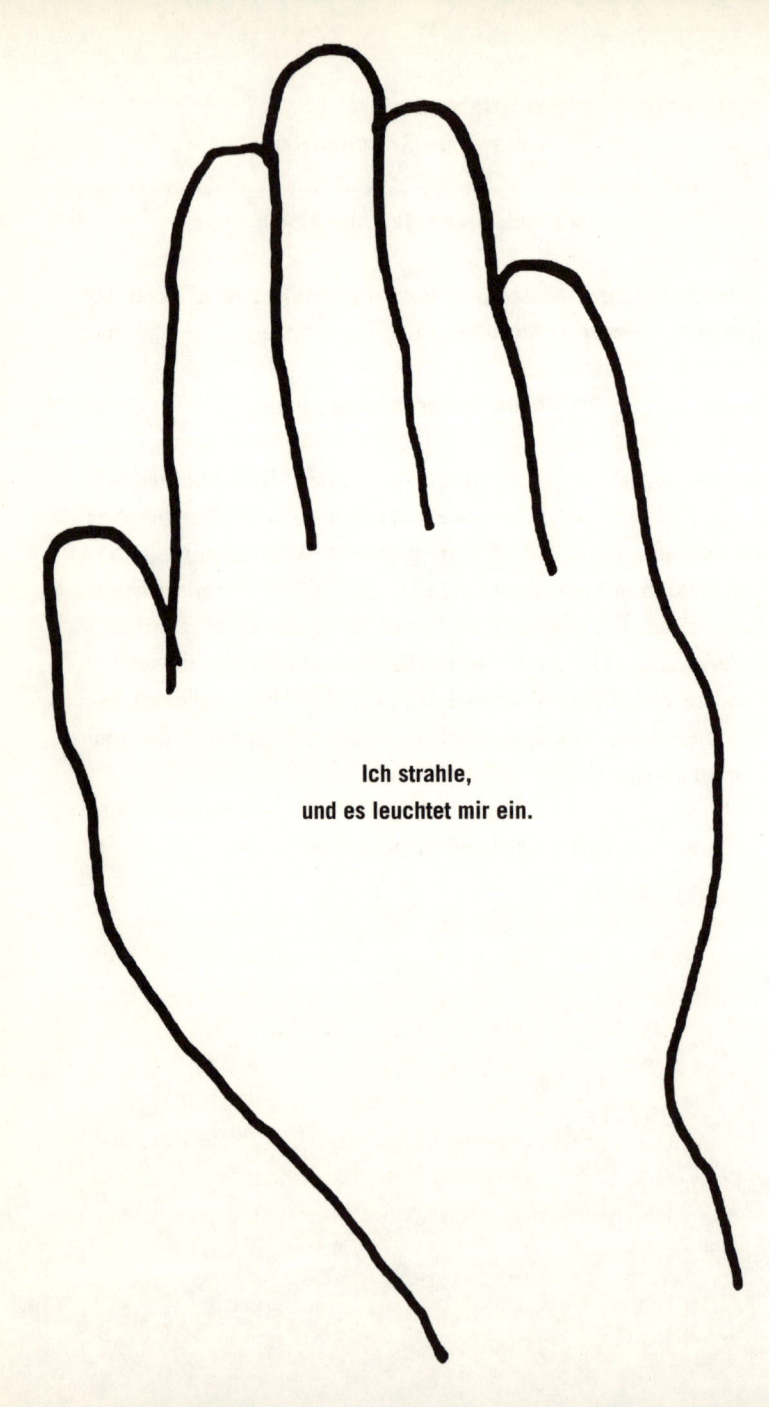

Ich strahle,
und es leuchtet mir ein.

Zur Sucht nach Zucker

Wenn es Grund gibt, auf die Zigarettenindustrie zu schimpfen, dann gibt es erst recht Grund, gegen die Nahrungsmittelindustrie zu wettern.

Sie will, dass ihre Nahrungsmittel gekauft und verzehrt werden. Gekauft, verzehrt – möglichst häufig, möglichst schnell in möglichst großen Mengen.

Das ist verständlich. Welches Unternehmen betreibt keine Profitmaximierung? Gleichzeitig ist es in höchstem Maße unmoralisch, denn Zucker macht süchtig. Restaurants wollen, dass ihre Besucher möglichst viel trinken, weil Getränke in der Restauration den eigentlichen Gewinn bringen. Weit mehr jedenfalls als die servierten Speisen. Bei manchen zahlt der Gastronom sogar drauf. Deshalb lieben Wirte es nicht, wenn die Gäste nur Essen, aber keine Getränke bestellen.

Und deshalb servieren nicht wenige Wirte ihren Gästen, sowie sich diese setzen, eine salzige Vorspeise. Diese Vorspeise, sagen sie mit einem Lächeln, geht aufs Haus. Und der Gast bedankt sich artig für die Generosität, greift herzhaft zu – und bestellt dann sehr bald die Getränke.

Das klappt immer. Die Vorspeise weckt den Durst, verstärkt ihn, also trinkt der Gast. Und der Wirt ist glücklich, denn genau so will er den Gast: trinkend. Ob der dazu auch noch eine Speise bestellt, wäre ihm vergleichsweise egal, wenn das weitere Essen nicht noch mehr Durst wecken würde und vor allem die Lust auf Alkohol. Ein Getränk, mit dem sich am meisten verdienen lässt.

Jedenfalls beginnt dieser Reigen des genüsslichen Geldausgebens mit dem salzigen Gebäck, dem Brot oder den Antipasti zu Beginn – in diesem Sinne ein sehr zweifelhaftes Geschenk.

Damit hier kein Missverständnis entsteht: Ich gehe gern und häufig essen, verschmähe eine geschenkte Vorspeise nicht, bestelle auch gern Getränke zum Essen, bin mir dabei aber der Mechanik meiner Bedürfnisse bewusst.

Oder ein scheinbar ganz anderes Thema: die erste Kreditkarte. Sie ist eine Einladung, damit zu kaufen. Und nicht wenige Menschen entwickeln dadurch eine Kaufsucht. Einige meiner Bekannten haben mit der ersten Kreditkarte den ersten Schuldenberg angehäuft. Plötzlich konnten sie (fast) alles kaufen. Die neuen Kreditkartenbesitzer gaben, so verlockt, plötzlich mehr Geld aus, als sie eigentlich hatten. Dann kamen die ersten Rechnungen, die Notwendigkeit, Schulden abzutragen und (meistens) ein Einsehen. Bei Geld geht das ja eher schnell. Vor allem, wenn der eigene Geldtopf sich als begrenzt erweist.

Beim Schokoladentopf ist das anders. Auch der lädt zum Zugreifen ein. Ist er aber geleert, braucht man nur Nachschub zu kaufen.

Schokolade: Manchmal kriegt man einen Heißhunger darauf. Manchmal aß man so viel davon, dass man Bauchschmerzen bekam. Wem ist das noch nicht passiert – und sei es vor längerer Zeit in der Kindheit?

Manche Tiere gieren nach Süßem wie die Menschen. Bären lassen sich die Schnauzen zerstechen, nur um an Honig zu kommen. Die Süße übt eine große Anziehung auf sie aus.

Auch ich habe als 13-, 14- oder 15-Jähriger einmal ein ganzes Glas Nutella vertilgt. Heute noch esse ich hin und wieder gern Schokolade. Allerdings verfliegt mein Appetit darauf auch wieder. Dann mag ich Wochen oder Monate keine mehr.

Durch meine Praxis kenne ich Menschen, denen das ganz anders geht. Mitten in der Nacht bekommen sie einen solchen

Heißhunger auf Schokolade oder andere Süßigkeiten, dass sie zur nächsten Tankstelle gehen, um welche zu kaufen und noch auf dem Weg nach Hause die erste Tafel zu verspeisen.

Kommt das regelmäßig vor, so ist das ein deutliches Anzeichen für eine Sucht. Der Appetit auf Schokolade oder andere Süßigkeiten ist auf eine ungesunde Art entgleist.

Die körperlichen Auswirkungen dieser Sucht sind auf Dauer verheerend. Womöglich kaum weniger negativ als die Auswirkungen einer Heroinsucht. Und wahrscheinlich ist die Sucht nach Süßigkeiten auch ähnlich stark wie die Sucht nach Nikotin.

Immer mehr Kinder werden immer früher süchtig nach Zucker. Die Zuckersucht verändert ihren Stoffwechsel, ihre Darmflora und beeinflusst ihre Befindlichkeit. Sehr früh erleben diese Kinder die Versklavung durch Sucht. Schließlich sind sie nur glücklich, wenn sie auf einer süßen Leckerei herumkauen, und werden für ihr weiteres Leben als Süchtige geprägt.

Auf die Nahrungsmittelindustrie kann ich daher mit weit größerer Vehemenz schimpfen als auf die Zigarettenindustrie. Denn gegen sie kann man sich kaum wehren. Essen müssen wir. Und fast allen Fertigprodukten ist Zucker beigemischt. Neue Nahrung für die Sucht danach.

Die Sucht nach Süßigkeiten ist wie eine Nikotinabhängigkeit in hohem Maße an Gewohnheiten gebunden. Beide können mit Visualisierungen in der Einschlafphase überwunden werden, doch als Allererstes muss die Absicht zur Überwindung der Sucht vorhanden sein. Daher gelten sämtliche bisher beschriebenen Gedanken und Methoden zur Suchtüberwindung auch für die Abhängigkeit von Zucker.

Doch es gibt noch einen weiteren Grund, warum ich hier

über Schokolade rede. Viele Ex-Raucher benutzen sie als Ersatz für die eben überwundene Sucht und züchten so eine neue heran.

Überhaupt ist es ratsam, aufs Essen zu achten, wenn man gerade mit dem Rauchen aufgehört hat.

Gewichtszunahme durch Entzug

Eine, vielleicht sogar die zentrale Frage, wenn man mit dem Rauchen aufhören will: Werde ich dicker dadurch?

Ehrliche Antwort: wahrscheinlich ja – falls keine Gegenmaßnahmen ergriffen werden. Rauchen wirkt appetitzügelnd. Raucher essen weniger und wiegen daher im Schnitt rund 4,5 Kilo weniger als Nichtraucher.

Und wenn's ganz blöd kommt, kann man als Nichtraucher auch locker zehn Kilo zulegen. Das ist ein schwerwiegendes Gegenargument. Ist ja klar, süchtig sein macht auf Dauer keinen Spaß. Aber dick werden und sein und dick bleiben auch nicht. Da ist einem die Möglichkeit vorzeitigen Ablebens vielleicht doch noch lieber.

Ich verstehe diesen Gedanken, vor allem, wenn ihn Frauen haben. Ich als Mann möchte auch nicht dick werden, nicht mal dicker. Bin ich auch nicht – obwohl ich das Rauchen ja aufgegeben habe.

Allen Carr bestreitet die Gewichtszunahme als Begleiterscheinung des Nikotinentzugs. Doch dies ist schlichtweg falsch und irreführend, denn Nichtraucher könnten sich umso mehr getäuscht und enttäuscht fühlen, wenn sie am eigenen Leibe beobachten, dass sie ihre Sucht zwar überwunden, aber nun mit ihrem zunehmenden Gewicht zu kämpfen haben.

Nikotin, sagen Mediziner, greife in den Stoffwechsel ein. Der körperliche Grundumsatz steigt um 150 bis 200 Kalorien pro Tag. Raucher verbrennen also mehr und nehmen weniger auf. Ehemalige Raucher wiederum haben vermehrt Appetit, müssten aber eigentlich auf rund 200 Kalorien verzichten.

Doch wie ist Kilozuwachs zu verhindern, wenn die Wahrscheinlichkeit dafür nicht von der Hand zu weisen ist?

Die gute Nachricht ist: Man wird nicht über Nacht dick und auch nicht dicker. Die letzte Zigarette ist nicht der Einstieg in die Fettleibigkeit.

Die schlechte Nachricht ist: Die Gewichtszunahme erfolgt langsam und stetig. So langsam und stetig, dass man sie leicht und lange übersehen kann, voller Freude, die Nikotinsucht besiegt zu haben, um womöglich einige Monate später in den Spiegel zu schauen und in Tränen auszubrechen. Das wäre dann ein plausibler Moment, um erneut mit dem Rauchen anzufangen.

Da mir daran liegt, dass Sie, liebe Leserin, lieber Leser, endgültig mit dem Rauchen aufhören, bedarf es also einer einfachen und effektiven Strategie gegen die Gewichtszunahme.

«Bitte nicht!», höre ich schon die Stimmen der Leser an dieser Stelle. «Bloß keinen Sport!» Ich verstehe den Aufschrei. Wie viele Jogger habe ich im Geiste bemitleidet, wie viele Besucher von Fitnessstudios insgeheim sogar belächelt. Ich weiß, das ist nicht nett, einige Zeit lang war ich selbst Mitglied in einem Sportstudio, um festzustellen, wie unendlich langweilig ich Gerätetraining finde. Doch wahrscheinlich habe ich keine Ahnung davon, denn nicht wenige Menschen lieben genau das, und es bekommt ihnen sehr gut, weil es ihnen hilft, sich in ihrem Körper wohler zu fühlen.

Nur sehr wenige Raucher sind körperlich fit. Im Allgemeinen besteigen Raucher keine Berge, laufen keinen Marathon, schwimmen keine zwanzig Bahnen auf Zeit. Tatsächlich ächzen Raucher schon, wenn sie sechs Stockwerke hinaufsteigen und nicht den Fahrstuhl nehmen sollen, denn ihre Lungenfunktion ist eingeschränkt. Vergleichsweise oft habe ich Raucher allerdings auf der Raucherterrasse eines Fitnessstudios rumstehen sehen.

Doch das ist Polemik, womöglich begründet auf Überheblichkeit meinerseits, denn ich habe mit 38 geradezu obsessiv mit Yoga angefangen, um dann mit knapp 50 nicht minder obsessiv mit Kung-Fu zu beginnen, und es geht mir prächtig damit. Ich bin so gelenkig wie nie, habe eine bessere Kondition als je zuvor und werde auch viel seltener krank als früher. Und dick bin ich, wie gesagt, auch nicht, sondern ziemlich durchtrainiert – obwohl ich dies mit 37 noch für vollkommen unmöglich gehalten hätte. Denn bis dahin hielt ich mich für untrainierbar und dachte «Sport ist Mord» (wenigstens in meinem Falle).

Außerdem war mir der sogenannte Körperkult ohnehin zu blöd. Ich mochte meine schlechte Haltung, fand mich irgendwie intellektuell und irgendwie auch cool.

Bis mir der Rücken ständig weh tat und ich spürte, dass es so nicht weiterging. Doch da hatte ich bereits seit über zehn Jahren mit dem Rauchen aufgehört.

Ich habe also sehr viel Zeit für die Erkenntnis gebraucht, dass mein für mich sehr wertvoller Körper mehr Zuwendung und Training nötig hat.

Wir haben bereits mehrfach über mehr Achtsamkeit und wachsende Bewusstheit gesprochen. Wir haben über die Kunst des Erwachens geredet und darüber diskutiert, wie beglückend Wachsamkeit ist.

Diese Wachsamkeit auf die weiteren körperlichen Bedürfnisse auszudehnen ist eigentlich nur folgerichtig und konsequent.

Wofür Menschen nicht gemacht sind

Menschen sind nicht dafür gemacht, ganze Tage abzusitzen. Zum Beispiel vor einem Computer. Das Einzige, was sich bewegt, ist die eine Hand mit der Maus, hin und wieder die andere, um in der Nase zu bohren, und die Augen, wenn sie suchend über den Bildschirm wandern.

Menschen gibt es, durch Fossilien belegt, seit mindestens 200 000 Jahren, wahrscheinlich aber sehr viel länger.

Seit wenigen Jahrhunderten verbringen Menschen ihre Tage vor allem im Sitzen. Die Jahrtausende zuvor sind sie vor allem gelaufen. Rund fünfzehn Kilometer sind sie täglich gerannt, einige weitere wahrscheinlich auch in Ruhe gegangen. Darauf deuten Analysen der Knochenfunde hin.

Eigentlich sind Menschen, also auch Sie, liebe Leserin, lieber Leser, und ich, dafür gemacht, täglich mindestens ein Dutzend Kilometer zu rennen und zusätzlich auch noch einige Kilometer zu gehen.

Tue ich das?

Nein. Dafür fehlt mir ganz einfach die Zeit. Zeit, die ich brauche, um zu arbeiten – nämlich im Sitzen.

Was brauche ich also? Richtig: Ausgleich.

So primitiv ist das: Wer sich gut fühlen will, gesund sein und bleiben will, aber nicht jeden Tag viele Kilometer rennen und zusätzlich auch noch weitere gehen will, der braucht einen Ausgleich dafür.

Man muss kein Arzt sein, um dies zu begreifen. Und eigentlich ist es auch vollkommen egal, ob man Raucher ist und es auch bleiben will oder anderweitig drogenabhängig und dies auch bleiben will – die Notwendigkeit eines Ausgleichs kann man in keinem Fall ignorieren, behaupte ich.

Denn wenn man dies ignoriert, wird alles nur noch schlimmer. Die negativen Auswirkungen der Sucht. Die Schwierigkeiten beim Entzug. Die möglichen Hindernisse bei einer dauerhaften, einer endgültigen Überwindung der Abhängigkeit.

Aber dies gilt natürlich nicht für Sie, liebe Leserin, lieber Leser, denn Sie haben sich bereits für mehr Achtsamkeit sich selbst gegenüber entschieden. Und vermehrte körperliche Aktivität ist eine ganz logische Folge davon. Egal, ob sie Kung-Fu heißt, Yoga, Qigong, Tai-Chi, Pilates, Marathon, Schwimmen oder was auch immer.

Sechzehnte Zusammenfassung

Sie strahlen, und es leuchtet Ihnen ein. Richtig?

Dies zu beabsichtigen und daher zu visualisieren ist hilfreich. Genauso hilfreich, wie «Nichtraucher im Schlaf» zu werden.

Praktizieren Sie dies mit ungebrochenem Enthusiasmus?

Und: Putzen Sie Ihre Zähne noch mit der ungewohnten Hand?

Alle drei Methoden sind irrational, also nicht vollständig logisch erklärbar. Aber mit Logik kommt man bei Suchtüberwindung auch kaum voran. Natürlich ist es logisch, das Rauchen zu lassen, wenn man als Folge davon bereits körperliche Beschwerden hat.

Doch sehr viele Raucher qualmen trotzdem weiter. Und dies gilt auch für andere Süchte. Um Abhängigkeiten zu überwinden, müssen sämtliche Ebenen des Selbst davon überzeugt werden, nicht nur der rational reflektierende Teil.

▼ Das Problem möglicher Gewichtszunahme wird im Rahmen dieses Buches relativ spät angesprochen. Man kann sich nicht drum herum lügen – es gibt dieses Problem. Einige Menschen geben das Rauchen auf, werden dicker, ärgern sich darüber und fangen wieder an.

▼ Tatsächlich beruht diese Problematik aber vor allem auf einem kulturell verankerten Fehlverhalten. Moderne Menschen bewegen sich zu wenig. Sie essen mehr, als sie verbrennen, und nehmen daher zu. Rauchen ist eine Art Appetitzügler. Außerdem greift Nikotin so in den Stoffwechsel ein, dass mehr Kalorien verbrannt werden. Daher bleiben Raucher dünner. Bedauerlicherweise aber auf eine kranke Art.

▲ Gesund ist, dem Körper das zu geben, was er eigentlich braucht: mehr körperliche Aktivität, wodurch mehr Kalorien verbraucht werden, und mehr Achtsamkeit beim Essen. Doch dies ist keine Überforderung an dieser Stelle.

▲ Sie haben sich bereits für mehr Achtsamkeit sich selbst gegenüber entschieden. Sie begreifen Ihren Körper bereits als Heiligtum, eine Art Haus, indem Ihr Geist und Ihre Seele wohnen.

▲ Ihre Nikotinsucht wollen Sie ja ohnehin überwinden, weil die Sucht nicht zuletzt ihrem Heiligtum schadet.

▲ Da ist es nicht weit zum nächsten Schritt, nämlich Ihren Körper noch darüber hinaus zu achten, zu pflegen und auch zu trainieren, weil ihm das viele Rumsitzen nicht guttut, seinen Kreislauf erlahmen, die Muskeln verkümmern und die Sehnen sich verkürzen lässt. Davon bekommt man Rückenschmerzen, ein schwaches Herz und mit zunehmendem Alter Probleme beim Zubinden der Schuhe.

Wollen Sie das?

Klar: Nein. Daher gibt es etwas zu tun. Das fällt Ihnen umso leichter, als Sie ja bereits nicht mehr rauchen.

Stimmt das?

Schön wäre jetzt ein lautes «Ja» aus Ihrem Munde.

Die große Freiheit

Vor über zehn Jahren besuchte ich mit zwei Hamburger Freunden ein Konzert der Band Coldplay in der «Großen Freiheit» auf der Reeperbahn. Gerade diese Gegend hatte sich zur beliebten Partymeile entwickelt. Es war ein Spätsommerabend und noch warm.

Jugendliche zogen in Grüppchen durch die Straßen, rauchend, trinkend.

Ich kannte Coldplay bis dahin nicht. Die Band stand am Anfang ihrer Karriere, doch die «Freiheit» war bereits ausverkauft. Das Konzert lief sehr gut. Chris Martin sang wunderbar. Es gab Momente, die ich fast magisch fand.

In so einem Moment zündete sich mein Freund Marc eine Zigarette an, blies den Rauch in die Luft, der dann als rötliche Wolke vor dem Licht der Bühnenscheinwerfer schwebte. Die einzige weit und breit.

«Du», sagte ich zu Marc, «schau dich einmal um. Du bist der Einzige, der hier raucht.» Verblüfft drehte er sich einmal um seine Achse, ziemlich in der Mitte von rund tausend Besuchern. «Stimmt», sagte er, «muss irgendwie aus der Mode gekommen sein.»

Es war jedenfalls nicht davon auszugehen, dass vor allem Coldplay-Fans Nichtraucher waren. Und tatsächlich verboten wie heute in vielen Clubs war Rauchen damals auch nicht.

«Ja», meinte Marc, «Rauchen gilt inzwischen als asozial. Als Sucht für die Blöden.»

Er hat es dann einige Wochen danach gelassen, um einige Monate vor seinem Tod wieder damit anzufangen. Aber das ist eine andere Geschichte.

Damals – ich hatte schon mindestens zehn Jahre zuvor aufgehört – dachte ich, dies ist jetzt eine Zeitenwende. So wie der Fall der Mauer zwischen Ost- und Westdeutschland auch eine war. Von ähnlicher Tragweite jedenfalls, auch wenn das Ende einer Diktatur ja nicht mit einem Umschwung in der gesellschaftlichen Mode gleichzusetzen ist.

Doch als ich Coldplay sah und niemand rauchte (bis auf meinen Freund), das empfand ich als einen historischen Moment. Wahrscheinlich habe ich diesen Moment auch wegen des großartigen Konzerts überbewertet – denn nie wieder waren Coldplay live so gut. Und tatsächlich ist das Rauchen in den Folgejahren auch nicht so aus der Gesellschaft verschwunden, wie ich es erwartet hätte. Aber den Umschwung gab es.

Auch andere Freunde hörten auf zu rauchen und schwärmten davon, dass sie nun viel freier atmen könnten und auch viel mehr Elan hätten. Manche begannen mit mir Yoga zu praktizieren, andere widmeten sich ihrem Körper auf eine andere, gleichermaßen heilsame Weise. Und das, was für mich weithin sichtbar in der «Großen Freiheit» passierte, schien mir als Bewegung einer neuen, großen Freiheit, die es zu feiern galt.

Denn die Unfreiheit durch Sucht ist nach meinem Empfinden, mehr noch als ein mögliche körperliche Erkrankung als Folge der Abhängigkeit, das Hauptübel der Sucht.

Meine gesamte Arbeit als Mentaltrainer und Heiler dient ohnehin der Befreiung. Befreiung von einschränkenden Glaubenssätzen.

Befreiung von körperlichen Einschränkungen durch Symptome und Krankheiten. Befreiung von krank machenden Verhaltensmustern.

Befreiung von Süchten und Abhängigkeiten jeglicher Art.

Umso mehr freue ich mich, wenn es Menschen aus eigener Kraft, eigenem Erkennen, eigener Konzentration, eigenem Antrieb und eigener Absicht gelingt, eine oder mehrere Süchte zu überwinden.

Zum Beispiel die Sucht nach Zigaretten. So seltsam das klingen mag, aber am Ende des Jahres 2002 hörten viele von meinen bis dahin rauchenden Freunden plötzlich mit dem Gequalme auf.

Auf einmal hatten sie davon genug. Und sie fühlten sich prächtig damit.

Sie tun nur so

Wir leben in einer entgleisten Welt. Süchtig nach Geld und immer mehr Geld, nach Konsum und immer mehr Konsum, nach Jugend und ewiger Jugend, nach Spaß und immer mehr Spaß, versuchen wir uns nicht zu Tode zu stressen, zu fressen und zu amüsieren, und das ist gar nicht so einfach. Jeder scheint sich selbst der Nächste zu sein, und Politiker erlassen Gesetze, die für sie selber nicht gelten.

Sehr viele Menschen träumen davon, aus ihrem Beruf auszusteigen oder gleich aus ihrem ganzen Leben. Sie träumen davon, sehnen sich danach, aber kaum jemand tut es. Die meisten gönnen sich stattdessen eine Pause.

Bei einigen wenigen reicht es für ein Sabbatical, eine genehmigte berufliche Auszeit. Andere flüchten in die Babypause, nicht wissend, dass diese Pause nur so heißt, aber eigentlich keine ist. Noch andere haben einen wachsenden Hang zu Toilettenpausen. Doch mindestens so verbreitet ist die Zigarettenpause. Der kurze Ausstieg dazwischen. Rauchzeichen vorgeblicher Freiheit. Jeder glaubt sie zu verstehen. Aber nun ist es auch damit vorbei.

Das Rauchen an öffentlichen Plätzen wird zunehmend verboten. Arbeitgeber berechnen die Arbeitszeit, die ihnen verlorengeht. Die Medizin berechnet die Lebenszeit, die dadurch verkürzt wird. Die Krankenkassen berechnen die Kosten, die durch Nikotinsucht entstehen. Die Pharmaindustrie berechnet, was sie an den Chemotherapien zur Behandlung maligner Raucherlungen verdient. Die Regierung berechnet, was ihnen an Steuern verlorenginge, wenn sie das Rauchen verbieten würde, was die schlechtere Gesundheit von Rauchern sie dagegen kostet und wie sie sich am publikumswirksamsten aus dieser Zwickmühle herauslaviert.

Überhaupt die Regierung: Man könnte meinen, die Volksgesundheit liege ihr am Herzen, doch das ist womöglich nicht der Fall.

Der ideale Staatsbürger geht arbeiten, klar, damit er dem Staat nicht auf der Tasche liegt. Der ideale Staatsbürger muss nur so gesund sein, dass er arbeiten gehen kann und kein Fall für die Frührente wird. Er darf – oder sollte womöglich sogar – aber so krank sein, dass er mit dem Eintritt ins Rentenalter auch ziemlich bald stirbt, denn sonst kostet er viel mehr Geld, als er bringt. Der ideale Staatsbürger darf gern zu dick sein und zu viel Zucker essen und zu viel Alkohol trinken und zu viel rauchen, solange er also bis zum Eintritt ins Rentenalter arbeitsfähig bleibt. Der ideale Staatsbürger geht gern zu Ärzten, schluckt sämtliche Medikamente, die ihm verschrieben werden, und lässt ohne Widerrede auch Chemotherapien über sich ergehen. Denn der ideale Staatsbürger darf gern Krebs kriegen, solange er sich damit zur Arbeit schleppen kann, im

Falle von Arbeitsunfähigkeit aber möglichst bald abtritt. Dem idealen Staatsbürger wird deshalb um die Ohren gehauen, dass Rauchen tödlich sein kann, eine Packung Zigaretten daher teuer sein muss, damit er es sich zweimal überlegt, eine zu kaufen, jedoch nicht so teuer, damit er das Rauchen gleich bleibenlässt. Der ideale Staatsbürger lässt sich von den fadenscheinigen Erklärungen, Gesetzesnovellen und halbherzigen Rauchverboten einwickeln. Denn der ideale Staatsbürger ist genauso, wie der Staat ihn haben will: zu blöd, um zu erkennen, dass der Staat ihn eigentlich auf allen möglichen Ebenen in der Abhängigkeit halten will.

Könnte man jedenfalls meinen – aber vielleicht tue ich dem Staat und seinem staatlichen Gesundheitssystem, welches eigentlich ein Krankenverwaltungssystem zu sein scheint, auch unrecht. Doch genau dies ist mein Eindruck: An nachhaltiger Volksgesundheit hat so gut wie niemand ein Interesse. Die Politik jedenfalls nicht, die Ärzteschaft insgesamt genommen auch nicht, die Pharmaindustrie ebenfalls nicht und die Tabakindustrie sowieso nicht. Niemand von ihnen will, dass Sie, liebe Leserin, lieber Leser, oder ich, Ihr Autor, nicht rauchen.

Sie tun nur so.

Denn sie verdienen an uns, wenn wir nikotinsüchtig sind und es auch bleiben.

Allerdings ist auch die Zigarettenpause im Zeitalter der Effizienz unter Druck geraten. Und das kann man bedauerlich finden.

Kein Wunder, wenn nicht wenige Menschen dieses Relikt aus längst vergangenen Zeiten, als man noch genug Zeit hatte für die Gegenwart, retten wollen.

Kein Wunder, wenn nicht wenige Menschen am Rauchen festhalten, weil sie befürchten, ohne Zigaretten in den Zustand ständiger Gehetztheit zu verfallen.

Und gleichzeitig auch verwunderlich, weil die Zigarettenpause eine Erfindung der Tabakindustrie ist und kaum hält, was sie verspricht.

Alles Glück der Erde liegt ja bekanntlich auf dem Rücken der Pferde. Für Marlboro als Cowboy mit einer Zigarette in der Hand, manchmal auch nach heftigem Ritt am Lagerfeuer genüsslich gequalmt.

Doch so lagerbefeuert romantisch werden die Zigaretten in der Zigarettenpause nicht geraucht. Gerade diese verglühen in besonderer Hektik. Voller Gier wird an ihnen gesogen. Der Chef könnte mit einer Abmahnung in die Raucherecke biegen. In den Zeiten wachsender Effizienz hat man nirgends mehr seine Ruhe. Nur die ewige Ruhe verspricht noch wahren Frieden. Also rauchen wir uns doch termingerecht zum Rentenalter genau dahin.

Dann sind alle zufrieden.

Ich weiß, das klingt übertrieben, das klingt zynisch, das klingt überhaupt nicht politisch korrekt, vielleicht nicht ganz falsch, aber auch nicht ganz richtig.

Und doch: Es ist etwas dran.

Und außerdem noch: Wenn es denn so wäre, müsste man sich schon ziemlich darüber aufregen.

Dann fangen Sie am besten schon mal damit an. Um spätestens jetzt und vor diesem Hintergrund das Rauchen und vielleicht auch andere Süchte endgültig zu überwinden. Jetzt!!!!!

Der fünfzehnte Satz der Kraft

**Ich bekomme, was ich brauche, und löse mich
von der Last.**

So einfach ist das. Mehr gibt es nicht zu tun. Sie brauchen
Nahrung, Flüssigkeit, Luft zum Atmen, Liebe, auch Spiritualität (Letzteres spätestens auf dem Sterbebett). Sie brauchen
keinen Hass, keine Wut, keine Missgunst, keinen Geiz, kein
Gift und keine Sucht.

Also hegen und pflegen Sie, was Sie brauchen, um sich von
all dem zu lösen, was Sie belastet.

**Ich bekomme, was ich brauche, und löse mich
von der Last.**

Legen Sie nun erneut Ihre Hand auf den Umriss meiner Hand
auf der nächsten Seite und sprechen hörbar und bewusst:

**«Ich bekomme, was ich brauche, und löse mich
von der Last.»**

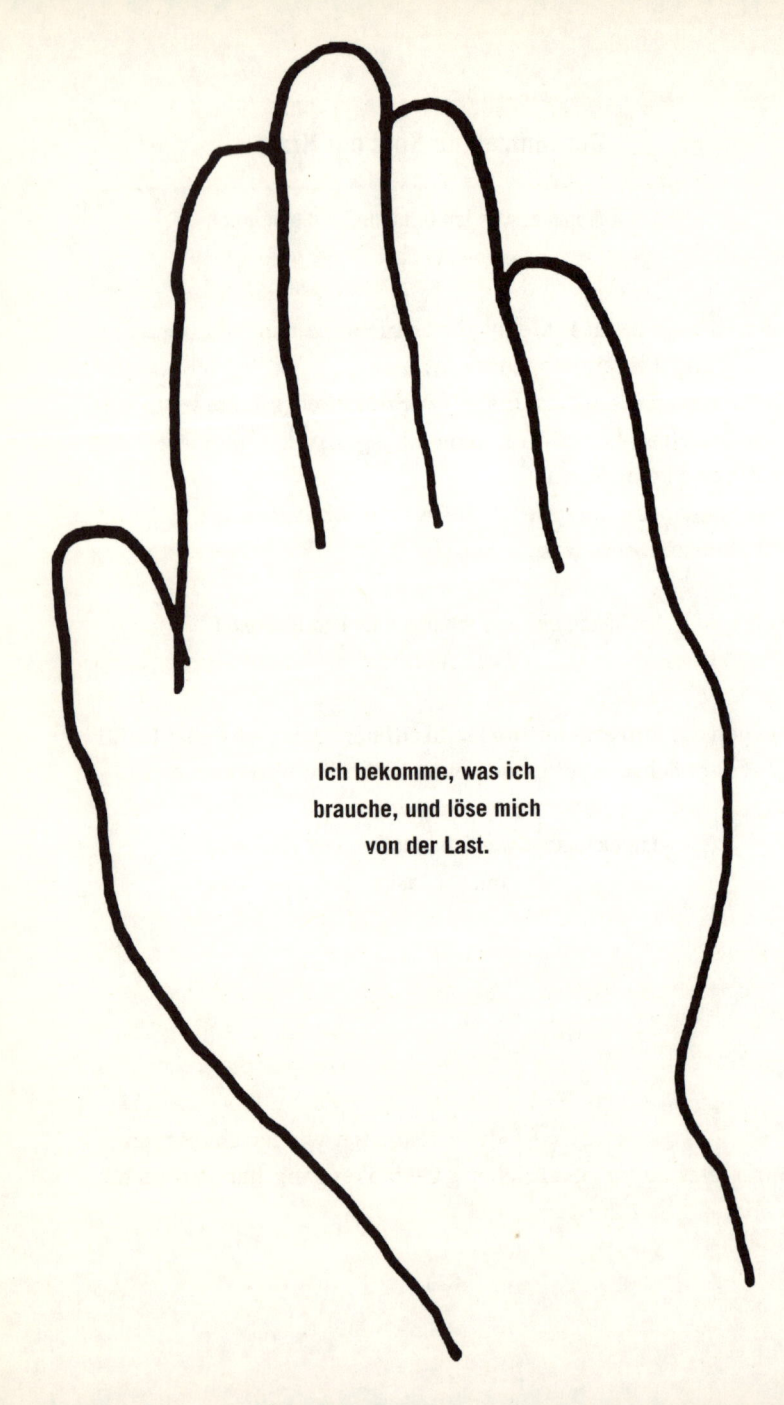

Ich bekomme, was ich
brauche, und löse mich
von der Last.

Zum Schluss etwas: Irrsinn

Jetzt haben wir so viel über das Rauchen geredet – klingt vielleicht seltsam, aber irgendwie habe ich wieder richtig Lust darauf. Vor langer Zeit aufgegeben, fange ich nun wieder damit an. Allein schon, weil die angekündigte Endgültigkeit des Ich-werde-nie-wieder-rauchen mir zuwider ist.

Warum eigentlich nicht?

Dieses Buch ist fast fertig. Eine Belohnung dafür wäre jetzt auch nicht schlecht. Was läge näher als eine schöne Zigarette nach so langer Zeit?

Muss ja keiner merken. Die Frau nicht, die Kinder auch nicht. Und Sie, liebe Leserin, lieber Leser, auch nicht. Ich rauche einfach heimlich, kaue nachher Minzkaugummis, damit niemand den Rückfall riecht. Gegen die Sucht bin ich inzwischen ja immun. Mit allem meinem Wissen – damit kann man doch eigentlich gar nicht süchtig sein.

Und wenn womöglich doch?

Ach, dann gewöhne ich es mir einfach wieder ab, zur Not mit meinem eigenen Buch. Kinkerlitzchen für mich – wie Sie sich sicherlich denken können ...

Sie haben recht, liebe Leserin, lieber Leser: Schwachsinnsgedanken! Keine Angst: Sie müssen mich an dieser Stelle nicht davon abhalten, wieder mit dem Rauchen anzufangen. Zwar habe ich innerhalb der letzten Monate, in denen ich das vorliegende Buch schrieb, zwangsläufig sehr viel an vernebelnde und benebelnde Tatsachen gedacht. Doch nicht ein einziges Mal ernsthaft: «Jetzt fange ich wieder das Rauchen an.» Der zuvor beschriebene Gedankengang hat also nichts mit der Realität zu tun.

Jedenfalls nicht mit meiner. Trotzdem ist er nachvollziehbar. Nicht wenige Menschen agieren genauso. Auf eine seltsam verdrehte Weise aber dennoch folgerichtig.

Resultierend auch aus der Tatsache, dass jede Beschäftigung mit einem Thema eine weitere gedankliche Bindung erzeugt.

Allerdings gibt es einen Unterschied zwischen Gerede, also dem folgenlosen Drumherumreden um ein Thema, und Handlungen, die auf echtem Verständnis beruhen. Hier nun meine ich mit Sicherheit sagen zu können: Sie haben verstanden und werden das Rauchen (und auch andere Süchte) dauerhaft hinter sich lassen. Sie als Mensch sind über Ihre Sucht hinausgewachsen und benötigen sie daher auch nicht mehr. Das Thema Sucht liegt also hinter Ihnen. Sie brauchen deshalb auch keine Angst zu haben, in der Zukunft wieder rückfällig zu werden. Das Thema ist durch. Abgehandelt. Und fertig.

Bildlich gesprochen: Sie haben längst die Anker gelichtet und sind weitergesegelt. Sie sind unterwegs: zu ganz neuen Ufern der Freiheit. Ist das nicht herrlich?

Und noch zum Schluss: ein Hauch von Radikalität

Es gibt etwas, was ich nicht verstehe. Im Kapitel «Sie tun nur so» habe ich einen Teil meines Unbehagens bereits geäußert, doch gibt es einen zweiten Teil, den ich noch weniger verstehe als den ersten. Oder vielleicht auch nicht verstehen will, weil die Konsequenzen unbequem sind, nicht zuletzt für mich.

Bei diesem Unverständnis meinerseits handelt es sich um Folgendes: In Spanien, Portugal und zunehmend auch in Italien, so wurde in den Medien berichtet, ist ein großer Teil der jungen Menschen zwischen 18 und 30 arbeitslos oder verdient so wenig, dass diese Menschen finanziell nicht in der Lage sind, aus der elterlichen Wohnung auszuziehen oder gar zu heiraten und Familien zu gründen.

Ich empfinde diese Tatsache als eine große Härte.

Gerade kürzlich las ich, dass die 400 reichsten Amerikaner so viel Geld besitzen wie die restlichen 150 Millionen Amerikaner zusammengenommen.

Diese 150 Millionen sind also ziemlich arm dran. Warum beschweren sie sich eigentlich nicht darüber, dass sie so arm dran sind?

Ich empfinde die Armut der 150 Millionen armen Amerikaner als eine große Härte.

In früheren Jahrhunderten, das kann man jedenfalls in den Geschichtsbüchern lesen, gab es Revolutionen, etwa die Französische zwischen 1789 und 1799. Innerhalb von einem Jahrzehnt war der feudalistische Ständestaat hinweggefegt worden. Was dem vorausgegangen war?

Die Härte. Ungerechtigkeit. Eine extreme Arm-Reich-

Schere. Irgendwann haben es die Armen nicht mehr ausgehalten.

Warum nicht?

Ich weiß, dies nun Folgende klingt schräg, übertrieben, womöglich auch richtig falsch, was es ja vielleicht auch ist, und doch: Die Armen von damals haben ihre Armut nicht ausgehalten, weil es damals das Armen-Entertainment-Programm von heute noch nicht gab. Es gab kein Fernsehen, Süßigkeiten konnte man sich auch nicht so einfach wie heute leisten, überhaupt gab es nicht den Konsum, so wie er heute möglich ist und von der überwiegenden Mehrheit der Menschen geliebt wird.

Ich behaupte, die jungen Menschen in Portugal, Spanien und Italien, die nach ihrem eigenen Empfinden kaum oder keine Aussicht auf ein selbstbestimmtes Leben in finanzieller Unabhängigkeit und womöglich Prosperität haben – diese Jugendlichen beschweren sich deshalb nicht so lautstark und unüberhörbar, wie sie es könnten, weil sie anderweitig beschäftigt sind. Ja, ich behaupte, sie erschüttern den Staat, der ihnen Möglichkeiten versagt, der ihre Freiheiten einschränkt, deshalb nicht, weil ihnen zumindest noch der Konsum als Ausweg geblieben ist. Mit dem Konsumieren sind sie so vollzeitbeschäftigt, dass offenbar keine Kapazitäten für Unmutsäußerungen übrig bleiben. Oder: Vielleicht empfinden sie ja auch gar keinen Unmut, weil sie kein Mangelbewusstsein und dementsprechend auch keine Neigung zu Aufruhr haben, man folglich für diese Region der Welt auch keinen Aufstand erwarten kann.

Auch gut. Ich will hier nicht so tun, als wäre ich der große Rebell, als wollte ich Revolutionen lostreten. Das ist nicht der Fall. Allein schon, weil Aufstände in der Regel nicht friedlich verlaufen und mit Gewalt und dem Tod Unschuldiger verbunden sind.

Politisch agiere ich nur mit einigermaßen regelmäßigen (und manchmal widerwilligen) Gängen zur Wahlurne und erfreue mich ansonsten an der aktuellen, dauerhaft anmutenden Friedenszeit in Europa. Allerdings sind gewisse Brüche in den europäischen Nachkriegsgesellschaften unübersehbar. Die sich immer weiter öffnende Arm-Reich-Schere ist dabei von zentraler Bedeutung. Dies wäre im Rahmen dieses Buches jedoch zu vernachlässigen, wenn nicht die durch Konsum gedeckelte Unzufriedenheit andererseits von umso größerer Bedeutung wäre.

«Wir amüsieren uns zu Tode», schrieb der amerikanische Medientheoretiker Neil Postman 1985.

Angenommen, die 400 reichsten Amerikaner, nennen wir sie die Löwen, versuchen die 150 Millionen armen Amerikaner, das sind dann die Lämmer, nach allen Regeln der Kunst konsumabhängig zu machen. Abhängig von den neuesten iPhones und iPads, die sich wie durch ein Wunder auch die Lämmer leisten können. Abhängig von allen möglichen weiteren elektronischen Gadgets. Abhängig von Moden und Styles. Abhängig von den neuesten oberdämlichen Fernsehsoaps, die in immer neuen Wellen wahnsinnsverblödend um den Globus schwappen. Abhängig von Nahrungsmitteln, die Geschmacksverstärker und künstliche Süße enthalten. Abhängig nicht zuletzt auch von der Sucht nach Nikotin und den verlogenen Verheißungen der Zigarettenwerbung.

Und diese scheinsatte Ruhe von Millionen von Süchtigen ist womöglich das wahre Schweigen der Lämmer.

Angenommen, die 150 Millionen Lämmer sind süchtig nach dem, was die 400 Löwen ihnen vorgaukeln. Angenommen, die 400 fürchteten den Unmut und Ärger der 150 Millionen. Angenommen, die 400 haben deshalb nach einer Methode gesucht, die 150 Millionen ruhig zu halten. Und mal angenommen, sie haben diese Methode auch gefunden – im Süchtigmachen nach Konsum. Süchtige, so viel ist sicher, gieren nach ihrem Stoff, sie schreien womöglich danach, Aufstände zetteln sie nicht an, solange sie bekommen, wonach es sie gelüstet. Zu beschäftigt mit ihren alltäglichen Süchten, verpufft ihre Neigung zum Widerstand.

Vollzeitbedürfnisbefriedigung ist offenbar das moderne Mittel, um fundamentale Unzufriedenheit in behäbige Quasi-Zufriedenheit zu verwandeln. Die Quasi-Zufriedenen meckern zwar bei jeder Gelegenheit über alles Mögliche, doch sie haben nicht die Kraft, ihre Lage ernsthaft zu verändern. Darüber freuen sich vor allen anderen die Inhaber der wirtschaftlichen Macht, sichert es doch den Erhalt ihrer Macht. Und so nutznießen und genießen die Löwen das Schweigen der Lämmer.

Diese Betrachtung, das weiß ich, ist nicht politisch korrekt. Und ich habe Verständnis dafür, wenn Sie, liebe Leserin, lieber Leser, jetzt denken, bei dem Jenner ist eine Sicherung durchgebrannt, der spinnt doch total, eben noch hält er die Fahne individueller Freiheit hoch, dann kommt er mit einer seltsam verstiegenen Verschwörungstheorie ...

Stopp, das meine ich nicht. An Verschwörung glaube ich hier nicht. An entfesselte Impulse allerdings schon. In unserer Zivilisation scheint das Selbstbereicherungsbedürfnis entfesselt. Nicht nur mir fällt das auf. Manager genehmigen sich Phantasiegehälter, Minister beschäftigen illegale Haushaltshilfen, die Politik erscheint zunehmend oligarchisiert.

Der noch vor wenigen Jahrzehnten von Wirtschaftsweisen besungene Freie Markt gilt heute ebenfalls als entfesselt, nicht zuletzt auch durch die Macht von Computerprogrammen, die das Börsengeschehen, von Menschen entkoppelt, zum Nutzen weniger und Schaden vieler gestalten. Jedenfalls, das ist eine statistisch überprüfbare Gegebenheit, haben Menschen mit wenig Geld heute immer weniger und immer noch weniger Geld.

Warum diese vielen Menschen sich nicht deutlich und spürbar beschweren, ist jedenfalls eine berechtigte Frage.

Tatsächlich sind es ja Millionen.

Wie gesagt, ich bin kein Revolutionär und habe auch nicht vor, einer zu werden – doch ich glaube, dass der sogenannte soziale Friede zunehmend auf Suchtbefriedigung beruht.

Und ich glaube, dass diese Suchtbefriedigung eine moderne Art von Sklaverei ist. Denn das ist die Art, wie unsere schöne demokratische Zivilisation Gefangene macht: durch Abhängigkeit.

All dies ist vielleicht überspitzt ausgedrückt – doch falls doch etwas daran ist, so bekommt das Thema Sucht noch eine weitere, existenziellere und politischere Dimension. Und die Freiheit des Geistes ist dann ein umso kostbareres Gut.

So sind wir also wirklich unterwegs – zu neuen Ufern der Freiheit. Was für ein Abenteuer, nicht zuletzt in diesen Zeiten – nicht wahr?

Und ganz zum Schluss:
der Abspann

Vielleicht auch ganz schön anstrengend. Die neue Freiheit könnte eine Last sein. Ist Freiheit manchmal nicht auch anstrengend, wie es gleichermaßen die Liebe sein kann? Na ja, dann könnte man nun ganz schön abgespannt sein nach so viel geleisteter Befreiungsarbeit.

Was will man dann, was hätte man nach getaner Arbeit gern zum Abspannen? Denken Sie das, was ich denke, dass Sie womöglich jetzt denken?

Wenn dem so ist:

Ist das wirklich Ihr Ernst?

Okay, es spricht eigentlich nichts dagegen, dieses Buch mehrfach durchzuarbeiten. Allerdings wären Sie damit nicht in zahlreicher Gesellschaft. Die meisten Leserinnen und Leser beenden es mit den nächsten Zeilen, und das war's dann auch.

Sucht adieu … wirklich herrlich … so befreit … einfach sein … nach nichts gierend …

Im Schwebezustand des Daseins, von den Anhaftungen der Sucht gelöst, lässt sich das Panorama des eigenen Lebens umso mehr genießen.

Was tun als Nächstes?

So öffnet sich das weite Feld der individuellen Freiheit. Genießen Sie Ihre Freiheit!

Die Freiheit des Bewusstseins ist das höchste Gut (meine ich jedenfalls).

In diesem Sinne verabschiede ich mich von Ihnen, liebe Leserin, lieber Leser, und wünsche Ihnen weiterhin bestes befreites Gelingen!

Otmar Jenner
www.otmarjenner.de

Quellen & begleitende Bücher

Carr, Allen: «Endlich Nichtraucher!», Goldmann 2000.

Carr, Allen: «Für immer Nichtraucher!», Goldmann 2000.

Chopra, Deepak: «Wege aus der Sucht», Gustav Lübbe 1999.

Creutz, Helmut: «Das Geld-Syndrom – Wege zu einer krisenfreieren Marktwirtschaft», Verlag Mainz 2004.

Dahlke, Rüdiger und Margit: «Das Raucherbuch: Psychologie und Be-Deutung des blauen Dunstes», Goldmann 2011.

Hakuin: «Wilder Efeu», Kokurin Verlag 2006.

Herrigel, Eugen: «Zen in der Kunst des Bogenschießens», Otto Wilhelm Barth Verlag 1951.

Jäger, Willigis: «Über die Liebe», Kösel 2009.

Jenner, Otmar: «Spirituelle Medizin – Heilen mit der Kraft des Geistes», Rowohlt 2005.

Jenner, Otmar: «Das Buch des Übergangs – Spirituelle Medizin und Sterbebegleitung», Allegria 2007.

Jenner, Otmar: «Das Buch der Ankunft – Der Weg der Seele bis zur Geburt», Allegria 2010.

Jenner, Otmar: «Karma Healing», Schirner Verlag 2012.

Jenner, Otmar: «Resonanzmedizin – Manifest der nachhaltigen Heilkunst», Allegria 2013.

Nitobé, Inazo: «Bushido – Die innere Kraft der Samurai», Ansata 1985.

Schönburg, Alexander von: Der fröhliche Nichtraucher: Wie man gut gelaunt mit dem Rauchen aufhört, Rowohlt 2003.

Senf, Bernd: «Die blinden Flecken der Ökonomie – Wirtschaftstheorien in der Krise», Projekte-Verlag Cornelius 2007.

Shankara: «Das Kleinod der Unterscheidung und die Erkenntnis der Wahrheit», Scherz Verlag 1981.

Wilhelm, Richard (Übersetzer): «I Ging – Das Buch der Wandlungen», Diederichs 1956.

Yamamoto, Tsunetomo: «Hagakure – Der Weg des Samurai», Piper 2014.

Ziegler, Gerd B.: Tarot – Spiegel der Seele», Urania 2003.

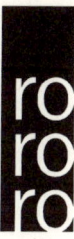

Das Standardwerk der spirituellen Medizin

Immer mehr Menschen wenden sich dem geistigen Heilen zu, weil die Schulmedizin häufig versagt. Denn die Erfahrung zeigt: Es ist risikolos, frei von schädlichen Nebenwirkungen und hilft oft in hoffnungslosen Fällen.

Otmar Jenner liefert eine seriöse Einführung in die spirituelle Medizin und lehrt in praktischen Schritten, wie man selbst mit der Kraft des Geistes heilen kann.

Sb 068/1 · Rowohlt online: www.rowohlt.de · www.facebook.com/rowohlt

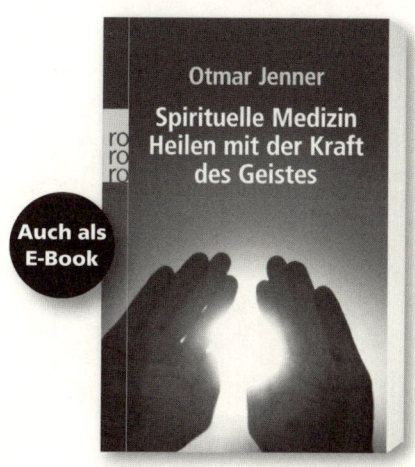

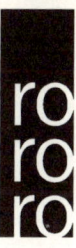

Ein völlig neuer Ansatz zur Heilung

Mit Stress fertigzuwerden, ist kraftraubend – und so manches Mal fühlt man sich überfordert. Viele versuchen, dem täglichen Druck zu entkommen, indem sie sich abschotten, andere betäuben sich mit Alkohol oder Drogen. Doch damit verursacht man noch größere Probleme. Hans-Peter Hepe hat eine Methode entwickelt, mit der insbesondere chronisch Kranke und Schmerz- und Angstpatienten von ihren Leiden befreit werden, indem sie Verhaltensweisen ändern und sich den bislang verdrängten und krankheitsauslösenden Themen in ihrem Leben widmen. In seinem Buch leitet er zur Selbsthilfe an, damit Krankheiten gar nicht erst entstehen.

Sb 062/1 · Rowohlt online: www.rowohlt.de · www.facebook.com/rowohlt

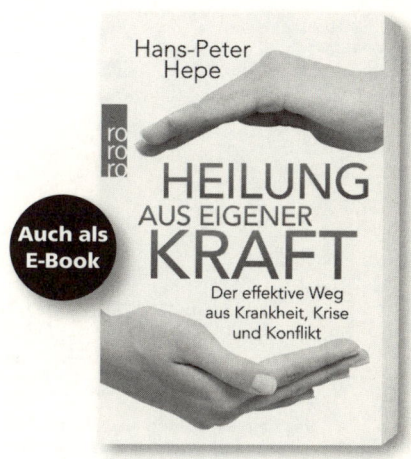

rororo 60122

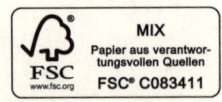